やさしく言いかえよう
介護の
ことば

遠藤織枝＋三枝令子 編著

三省堂

デザイン　松田行正＋杉本聖士

まえがき

　2008年夏、EPA（経済連携協定）の人材育成プロジェクトに志願した海外の看護師・介護福祉士候補者が初めて来日しました。その中の介護福祉士候補者たち（以下「候補者」と略します）は、4年間の日本滞在中に、介護施設などで3年間の研修を受け、国家試験を受けて合格すれば介護福祉士として日本で働ける、不合格だと帰国させられるという厳しい条件のもとでの来日でした（2011年、不合格者でも一定の条件を満たせば、再度受験することができる制度に変わりましたが）。

　大学で留学生の日本語教育に従事していた私たちは、日本語が大きな壁になっているという候補者たちを何とか支援できないかと考えました。介護現場の日本語のコミュニケーション力をつける手助けや、漢字の読み書き能力をつける手伝いならできると考えて支援に加わりました。ところが、少し、現場に足を踏み入れただけで、介護のことばのむずかしさ・わかりにくさが想像以上のものであることがわかってきました。これをなんとかしたい、なんとかしなくてはと思い、さらに、これはEPAの候補者だけの問題ではない、このままにしておいて困るのは自分たちなのだというところにまで思い及ぶにいたりました。

　そのむずかしさ・わかりにくさも、介護の現場のことばだけではありません。支援しながら私たちが直面したのは、現場の用語、介護教育のテキストの用語、国家試験問題に使われる日本語の問題です。具体的にどのようなことばがむずかしく、わかりにくいのか、分野ごとに紹介しましょう。

　まず、現場のことばの例として、引き継ぎのことばがあります。通常、介護現場は24時間体制ですから、毎日朝と夕方に夜勤者と日中勤務する人が業務を引き継ぎます。そのときのやりとりを、EPAの候補者に録音してきてもらいました。

　「21ジ30プンニ　ガショウシマシテ、イゴ　ニュウミンサレテオリマス。」
　「23ジ　ホウシツシタトコロ、メ、カイガンサレテマシテ、ドウシテココニイルンダロウトオッシャッテオリマシタ。」

「ガショウスル」「ニュウミンスル」「ホウシツ」「カイガンサレル」など、スタッフ間で日常使われていることばのようですが、外部の者にはすぐにはわからない用語がぞろぞろ出てきました。

次に、介護の知識や技術を教える、介護福祉士養成講座のテキストをのぞいてみましょう。

「臥床生活から数週間もしないうちに、廃用症候群のいくつかは促進し、歩行能力が低下します。効果的に良肢位をとらなければ、膝や肘の各関節は驚くほど拘縮します。傾眠状態に陥る頃は全介護状態となり、入浴、清拭、更衣、移動、体位交換などいずれも2人介助の対象となり、介護量が圧倒的に増えていきます。」

このように、「臥床生活」「良肢位（りょうしい）」「拘縮（こうしゅく）」「傾眠状態（けいみんじょうたい）」「全介護状態」「清拭（せいしき）」などなど、わからないことばの連続です。

さらに困ったのが国家試験問題です。
・吃逆（きつぎゃく）（しゃっくり）が続くときは受診する。（第23回-問題108）
・松葉づえは、腋窩（えきか）で体重を支える。（第23回-問題85）

しゃっくりのことを「吃逆」、わきの下のことを「腋窩」と言うなど、あまりにむずかしい用語です。こんなことばを外国人受験者も覚えなければいけないのでしょうか。専門用語だから、介護福祉士という専門家になるための試験だから、そういうものだと思ってあきらめて覚えなさいということでしょうか。

しかし、EPAの受験者たちは漢字のない国から来た人たちです。介護福祉士を養成するという協定を、日本政府が相手政府と結んで来日した人たちです。この人たちは4年間で国家試験に受からなければ帰国しなければならないという条件で来ているからといって、このようにむずかしいことばが多用される試験を受けさせ、受からなかったから帰国させるということでいいのでしょうか。

ここで、日本語全体に観点をひろげて考えてみます。日本語がわかりにくくて困っているいろいろな分野で、日本語の見直しが始まっています。病院のことば、裁判のことば、行政のことばなど、2000年代に入っていろいろな方面で見直しが進んでいます。東日本大震災の後は、災害

時に外国人にもすぐわかるような「やさしい日本語」作成の動きも盛んになっています。

　介護の世界もまさにその流れの中で考えるべきでしょう。超高齢化が進んで、日本人のほとんどすべてが、どこかで介護に関係を持つ時代が目前です。2015年7月の厚労省の発表で、2025年には介護人材が38万人も不足するということですから、外国人の手を借りずにはすまなくなるでしょう。外国人のための介護のことばの見直しは、ひいては日本人のための見直しでもあるのです。介護のことばが今より少しでもわかりやすくなれば、ことばの勉強で苦しむ人も少なくなるはずです。

　2015年9月現在、EPAの候補者は2000人も来日しています。また、外国人技能実習制度の中に介護人材を含むという新しい制度も近く発足します。一方で、介護福祉士を目指して来日したけれど、残念ながら国家試験に合格できなくて帰国した人たちが、すでにかなり出ています。

　よく、専門用語はむずかしいものだ、むずかしいから専門用語なのだと言われますが、はたしてそうでしょうか。かつて、医師は患者にわからないようにドイツ語でカルテを書くと言われました。専門のことばは患者や一般人にはわからない方がいいという考え方でした。新聞の社説は漢字が氾濫していました。むずかしいことばの方が立派な内容を含んでいて、崇高な記事になるという考え方でした。

　しかし今では、医師も患者にわかってもらえるようにどうやって説明するか、そのための勉強会が開かれる時代です。新聞の記事も、読者にすぐ理解できるようなことばづかいに変わってきています。内容が深いことを正確に伝えるためにはむずかしいことばを選ぶしかないとか、むずかしいことばに頼るのも仕方がないという考え方は今では通用しません。故・井上ひさしさんも言っています。「むずかしいことをやさしく、やさしいことをふかく、ふかいことをおもしろく、おもしろいことをまじめに、まじめなことをゆかいに、そしてゆかいなことはあくまでゆかいに」と。むずかしいことばをやさしく言いかえられるなら、それに越したことはないのではないでしょうか。

　少し古くなりますが、国立国語研究所が2003年と2004年に「外来

語に関する意識調査（全国調査）」をしています。外来語の理解率や認知率などを調べたものですが、「外来語をわかりやすく言い換えてほしい分野」の調査では、1位が「政治・経済」56.4％で、2位が「医療・福祉」56.0％になっています。「医療・福祉」は1位との差もわずかな2位です。介護用語の調査ではないとはいえ「医療・福祉」の分野の外来語がわかりにくくて「言いかえてほしい」と思っている人が半数以上もいるのです。

　さらに介護の仕事とことばとの結びつきです。薬で病原菌を弱めたり、手術で悪いところを取り去ったりして患者の苦痛をなくそうとするのが医療です。介護は、人の生活を支援すること、不自由になった体の機能を少しでも残し使えるようにして、人がその人らしい生活を維持できるように助けることです。人の生活自体を見守ることです。そう考えると、そこで使われることばも、日々の暮らしや日常の感覚にいちばん近いものが選ばれるべきでしょう。「点滴施行」などと言われると、体のどこかで工事でもされているような錯覚に陥りませんか。「褥瘡」よりも「床ずれ」のほうが痛みの感じがよく伝わると思いませんか。

　本書は、介護現場の記録や介護福祉士養成のテキスト、国家試験問題などの中で、なんともむずかしい、わかりにくいと思われる用語を約130語拾いだし、それらをやさしい用語で言いかえる提案をしようとするものです。中には、すっきりと言いかえ語が提案できないものもあります。もっといい言いかえができる例もあるかもしれません。かえってわかりにくくなるとお叱りを受けるものもあるかもしれません。しかし、いずれにしても、このようにむずかしい・わかりにくいことばが介護の世界で使われていることを知っていただきたいと思います。

　ことばはとてもたいせつなものですが、それをマスターするのに割く時間とエネルギーは、少なくてすめばそれに越したことはありません。本書のようなことばの言いかえによって、現場でのことばの選び方や使い方が少しでも楽になることを切に願っています。

言いかえを提案するまでの経緯

　介護用語をわかりやすくしたいという私たちの研究会は、2012年から3年にわたる科学研究費補助金（「介護の用語の平易化―開かれた介護をめざす営み―」JSPS24520570 研究代表者三枝令子）の助成を受けて進行してきました。この研究会のメンバーは、以下の介護教育の専門家3名と、日本語教育の専門家4名です。

　　　介護教育　　青柳佳子　　目白大学短期大学部
　　　　　　　　　是枝祥子　　元大妻女子大学
　　　　　　　　　佐藤富士子　大妻女子大学
　　　日本語教育　遠藤織枝　　元文教大学
　　　　　　　　　川村よし子　東京国際大学
　　　　　　　　　三枝優子　　文教大学文学部
　　　　　　　　　三枝令子　　一橋大学　（所属は2015年3月末現在）

　以下に、3年間にわたる調査研究の内容と、言いかえにいたる手順とを箇条書きにします。
1．介護現場の用語の実態を知るために、介護日誌・介護記録・申し送り書などを集めました。
2．介護教育の用語を知るために、建帛社、中央法規出版、ミネルヴァ書房発行の介護福祉士養成テキストを電子化して用語調査をしました。
3．介護の仕事に従事している人たちを対象に、介護用語の使用状況についてアンケート調査をしました。
4．介護福祉士国家試験の過去の問題から難解語の調査をしました。
5．以上の資料から、日本語教育の専門家がわかりにくい・むずかしい用語を抜き出しました。
6．5.の中から、研究会のメンバーが、介護の現場・介護教育・国家試験に特に必要と思われる用語を選び出しました。
7．6.の中から言いかえが必要なもの、言いかえられそうなものを約150語選び出しました。
8．7.について、テキストで「褥瘡（床ずれ）」のように（　）内で言い

かえられていた語や、解説のことばを参考にしながら、言いかえ案のリストを作りました。
9．言いかえ案のリストに基づいて、この案が適当であるか否かを、より広い視点から検討するために、医学の専門家、看護学の専門家、介護従事者、新聞記者、米国の大学の日本語教師（外来語を検討するため）、日本語学の専門家、介護施設運営者を加えた、検討会を発足させました。

　こうした、検討会を経て、個々の用語について、言いかえが必要か、言いかえ案が妥当か、よりよい言いかえ案はないか、などを話し合い、言いかえ案としてまとめることができました。

　それらの各語について、1語ずつ解説を加えて記したものが本書です。

　新しく加わったこの検討会メンバーは、以下の7名です。
　　　阿部ノーネスひで子　　米国 Colby 大学
　　　伊東美緒　　東京都健康長寿医療センター
　　　片桐恵子　　社会福祉法人大三島育徳会　博水の郷
　　　関根健一　　読売新聞社
　　　田中牧郎　　明治大学
　　　田中雅英　　東京都社会福祉協議会高齢者施設福祉部会
　　　吉山直樹　　熱海よしやまクリニック（所属は 2015 年 3 月末現在）

　上記の方々のほかにも、中国語との関係について陳力衛氏（成城大学）、明治期の医学書について沈国威氏（関西大学）、歯科の用語について猪越重久氏（イノコシ歯科医院）、眼科の用語について木村内子氏（木村眼科）にそれぞれ懇切にご指導いただきました。そして、解説の仕方や内容について、ご指摘ご助言をくださった三省堂の飛鳥勝幸氏、こうした多くの皆さまのお力がなかったら本書は日の目を見ることがなかったでしょう。心からの感謝の意を表したいと思います。ほんとうにありがございました。

2015 年 9 月　遠藤織枝
三枝令子

凡 例

1. 介護現場の記録・聞き取り、介護福祉士養成のテキスト、国家試験問題からわかりにくいことばを選びだして、Ⅰ介護用語編、Ⅱ医療看護用語編、Ⅲ外来語編と大きく分けました。
2. 各編の中は、関係のある項目でまとめて、項目ごとに順番に並べています。
3. 各語については、「わかりにくいことば」を先に示し、それを「わかりやすいことば」で言いかえました。
   わかりやすいことばは、次のようにして選びました。
   ア．テキストなどで言いかえられていたことば
      例　ビラン（ただれ）
         びらん　➡　ただれ
      例　食べ物を嚥下しやすいように［……］やさしくいえば、飲み込みやすいように
         嚥下する　➡　飲み込む
   イ．医学辞典の語釈を借りたもの
      例　咳嗽　➡　咳
   ウ．国語辞典の語釈を借りたもの
      例　更衣　➡　着がえ
   エ．一般に使うことばに言いかえたもの
      例　熱発　➡　発熱
   オ．研究会で考えたもの
      例　落屑　➡　皮膚の粉
      例　ターミナルケア　➡　看取りケア
4. 解説には、どういう点がわかりにくいか、どうすればわかりやすくなるか、他の似ている語と比較するとどうなるか、などを記しています。
5. 例には、わかりにくいことばを使った文例を示し、⇨でそれをわかりやすいことばで言いかえた文例を示しています。文例は、介護福祉士養成テキストや実際の介護記録などを参考にして作っています。

6．わかりにくいことばでも、いろいろな理由で結局は言いかえない方がいいという結論になったことばがいくつかありました。それらは「言いかえないことば」というコラムに入れました。また、読み方を統一した方がいいことばも「読みを統一することば」のコラムに入れました。
7．表記では、漢字のことばの読み方を示すときは「褥瘡」「じょくそう」のように平仮名にしていますが、音が同じで聞き分けにくいことばや、聞きなれなくて違和感があることばを強調するときは「コウカツ」「シュチョウ」のように片仮名を使っています。
8．本文中では、主に以下の辞書から引用しています。
　『新明解国語辞典』第7版　三省堂2011（『新明解』と表記）
　『三省堂国語辞典』第7版　三省堂2014（『三国』と表記）
　『広辞苑』第6版　岩波書店2008
　『大辞林』第3版　三省堂2006
　『南山堂　医学大辞典』19版　南山堂2011（『医学辞典』と表記）
　『看護大事典』第2版　医学書院2010（『看護事典』と表記）
　『実用介護事典』改訂新版　講談社2013（『介護事典』と表記）
　『文部科学省　学術用語集　医学編』日本学術振興会発行2003（『学術用語集』と表記）
　『醫語類聚』（奥山虎章1872（明治5年）（序文1872年　扉1873年）復刻版『明治期専門術語集』有精堂1985（医語類聚と表記））

編集協力：用松美穂　　本文組版：(株)エディット

まえがき……………………………………i
言いかえを提案するまでの経緯……v
凡例………………………………………vii
目次………………………………………x

I　介護用語編

　　　　わかりにくいことば　➡　わかりやすいことば

[食事]
- **001** 飲水、飲水する　➡　水分、水を飲む・水分をとる……………………002
- **002** 個食　➡　個別の食事、個別に食事する……………………003
- **003** 食札　➡　食事カード……………………004
- **004** 早食　➡　早出し……………………005
- **005** 盗食する　➡　他の人のを食べる・食べてしまう……………006
- **006** 配茶、配茶する　➡　お茶出し、お茶を出す……………………007
- **007** 補食　➡　補助食・栄養補給……………………008

[排泄]
- **008** 汚染、汚染する　➡　汚れ、汚れる・汚す……………………009
- **009** 失禁・失禁する　➡　おもらし・(トイレに)失敗する・トイレに間に合わない・もらす……………………010
- **010** 摘便　➡　便を指で出すこと……………………011
- **011** 弄便　➡　便いじり……………………012

[入浴]
- **012** 入禁　➡　入浴取りやめ・入浴中止・入浴なし……………………013
- **013** 個浴、個浴する　➡　個別の入浴、個別に入浴する……………………014
- **014** 洗体、洗体する　➡　体洗い、体を洗う……………………015

[睡眠]
- **015** 傾眠、傾眠する　➡　うとうと、うとうとする……………………016
- **016** 臥床する・入床する　➡　横になる・休む・寝る・床につく……………017
- **017** 浅眠　➡　眠りが浅い・浅い眠り……………………018
- **018** 入眠、入眠する　➡　寝つき、寝入る・寝つく……………………019
- **019** 良眠、良眠する　➡　安眠、よく寝る・よく眠る・よく休む……………020

[姿勢]
- **020** 座位　➡　座った姿勢……………………021
- **021** 臥位　➡　寝た姿勢……………………022

022	仰臥位・背臥位 ➡ あおむけ	023
023	側臥位 ➡ 横向き・横向きに寝ること	024
	右側臥位 ➡ 右を下にして寝ること	
	左側臥位 ➡ 左を下にして寝ること	
024	腹臥位 ➡ うつぶせ	026
025	立位 ➡ 立った姿勢	027
026	良肢位 ➡ 楽な体位・楽な姿勢	028
027	円背 ➡ 猫背・背中が曲がること	029
028	体交・体変 ➡ 寝返り介助・体の向きを変えること	030

[その他]

029	開口、開口する ➡ 口開け、口を開ける	031
030	更衣 ➡ 着がえ	032
031	独居 ➡ 独り・一人暮らし	033
032	評価する ➡ 観察する・様子を見る	034
033	挙上する ➡ あげる・あがる	035
034	施行する ➡ する・行う	036
035	特変なし ➡ かわりなし	037
036	頻回 ➡ しょっちゅう・ひんぱん・たびたび	038
037	訪室する ➡ 部屋に行く	039
038	寝衣 ➡ ねまき・パジャマ	040

コラム1 言いかえないことば1［徘徊］、**コラム2** 読みを統一することば［患側・健側］ ……………… 041

コラム3 言いかえないことば2［清拭］ ……………… 042

II 医療看護用語編

（わかりにくいことば） ➡ （わかりやすいことば）

[体の部分]

001	頸部 ➡ 首	045
002	腋窩 ➡ 脇の下	046
003	心窩部 ➡ みぞおち	047
004	臀部 ➡ お尻	048

[顔]

| 005 | 眼瞼 ➡ まぶた | 049 |

| 006 | 口唇 | ➡ | くちびる | 050 |
| 007 | 口角 | ➡ | 口のはし | 051 |

[歯とその周辺]
008	齲歯	➡	虫歯	052
009	義歯	➡	入れ歯	053
010	歯肉	➡	歯ぐき	054

[口の中・その働き]
011	口腔	➡	口の中	055
012	含嗽	➡	うがい	056
013	残渣	➡	かす	057
014	咀嚼する	➡	かみ砕く	058
015	嚥下する	➡	飲み込む	059
016	誤嚥する	➡	食べ物などが気管に入ってしまう	060

[手と足]
017	上肢	➡	腕〈肩のつけ根から指先まで〉	061
018	下肢	➡	足〈もものつけ根から足先まで〉	061
019	下腿	➡	すね・ふくらはぎ・ひざから下	063
020	大腿	➡	ふともも・もも	064
021	上腕	➡	（腕の）ひじから上	065
022	前腕	➡	（腕の）ひじから下	065
023	手掌	➡	手のひら	066
024	手背	➡	手の甲	066
025	足底	➡	足の裏	066
026	足背	➡	足の甲	066
027	踵部	➡	かかと	068

[いろいろな症状]
028	熱発	➡	発熱	069
029	眩暈	➡	めまい	070
030	羞明	➡	まぶしさ	071
031	咳嗽	➡	咳・咳と痰	072
032	嗄声	➡	かすれ声・かれ声	073
033	喘鳴	➡	ゼーゼー・ヒューヒュー	074
034	鼻閉	➡	鼻づまり	075
035	口渇	➡	のどの渇き、のどが渇く	076
036	嘔気	➡	吐き気	077
037	吐血、吐血する	➡	（消化器から出血した）血を吐く（こと）	078

038	喀血、喀血する	➡	（呼吸器から）血を吐く（こと）	079
039	浮腫	➡	むくみ、むくむ	080
040	腫脹	➡	はれ、はれる	081
041	褥瘡	➡	床ずれ	082
042	糜爛	➡	ただれ	083
043	擦過傷	➡	すり傷・かすり傷	084
044	腹部膨満	➡	腹の張り、腹が張る	085
045	振戦	➡	ふるえ	086
046	掻痒	➡	かゆみ・かゆいこと	087
047	疼痛	➡	痛み	088
048	廃用症候群	➡	生活不活発病	089

［分泌物］

049	眼脂	➡	目やに	091
050	鼻汁	➡	鼻水	092
051	粘稠	➡	粘り気がある	093
052	流涎	➡	よだれ	094
053	耳垢	➡	耳あか	095
054	膿	➡	うみ	096
055	落屑、落屑する	➡	皮膚の粉、皮膚の粉が落ちる	097
056	帯下	➡	おりもの	098

［関節の働き］

| 057 | 伸展、伸展する | ➡ | 伸ばし、伸ばす | 099 |
| 058 | 屈曲、屈曲する | ➡ | 曲げ、曲げる | 099 |

［その他］

059	塗布、塗布する	➡	塗る（こと）	100
060	貼付する	➡	貼る・貼りつける	101
061	微温湯	➡	ぬるま湯	102
062	罹患	➡	（病気に）かかる	103

Ⅲ 外来語編

わかりにくいことば ➡ わかりやすいことば

［介護・福祉の考え方］

| 001 | ソーシャルインクルージョン（social inclusion） | ➡ | 社会的包摂・社

会的包み込み……106
- **002** アカウンタビリティ(accountability) ➡ 説明責任……107
- **003** アウトリーチ(out reach) ➡ 支援普及活動……109
- **004** アドボカシー(advocacy) ➡ 代弁……110
- **005** エイジズム(ageism) ➡ 高齢者差別……111

[介護と介護者]
- **006** フェイスシート(face sheet) ➡ 基本情報シート……112
- **007** トランスファー(transfer) ➡ 移乗・移乗介助……114
- **008** ADL(エーディーエル) ➡ 日常基本動作・日常生活動作……115
- **009** リロケーションダメージ(relocation damage) ➡ 転居障害……116
- **010** ターミナルケア(terminal care) ➡ 看取りケア……117
- **011** グリーフケア(grief care) ➡ 悲しみのケア……118
- **012** レスパイトケア(respite care) ➡ 共倒れ防止ケア……119
- **013** ネグレクト(negrect) ➡ 介護放棄……120
- **014** エビデンス(evidence) ➡ 根拠……121
- **015** エンパワメント(empowerment) ➡ 持っている力を引き出すこと・自己啓発・能力強化……122
- **016** アサーション・アサーティブ(assertion・assertive) ➡ (わかり合える)自己表現……123
- **017** ラポール(rapport) ➡ 共感関係……124
- **018** バーンアウト(burn out) ➡ 燃え尽き……125

[人生の段階]
- **019** ライフステージ(life stage) ➡ 人生の段階……127
- **020** リビングウイル(living will) ➡ 生前意思表示……128

[介護用具・補助具]
- **021** アームサポート・アームレスト(arm support・arm rest) ➡ ひじかけ・ひじ置き……129
- **022** バックサポート・バックレスト(back support・back rest) ➡ 背もたれ……129
- **023** フットサポート・フットレスト(foot support・foot rest) ➡ 足置き……129
- **024** ボタンエイド(button aid) ➡ ボタン用補助具……132
- **025** ソックスエイド(socks aid) ➡ 靴下用補助具……132
- **026** ドレッシングエイド(dressing aid) ➡ 衣服用補助具……132
- **027** リーチャー(reacher) ➡ 物をつかむ補助具……134
- **028** ディスポーザブル(disposable) ➡ 使い捨て……135

コラム4 言いかえないことば3［ストマ］、**コラム5** 言いかえないことば4［パウチ］ ················· 136

付録 ·· 137
　敬語　その1　利用者をなんと呼ぶか ··· 138
　敬語　その2　利用者にどのように話しかけるか ······························ 140
　敬語　その3　引き継ぎのことば ·· 141
　敬語　その4　記録のことば ··· 143
　省略語　その1　漢字のことば ··· 145
　省略語　その2　アルファベットや記号 ·· 147

索引 ·· 149

I

介護用語編

▶▶▶ 001 ［食事］

> **わかりにくいことば** 飲水（いんすい）、飲水する
> ↓
> **わかりやすいことば** 水分、水を飲む・水分をとる

解説

　介護のテキストや介護記録に「水分補給のため飲水します」のように書かれています。「飲水」という語は、日常使うことばではなく、耳で聞いてもよくわかりません。「飲水」は水を飲むことを意味していますから、そもそも「飲水する」（水を飲むこと＋する）という言い方は日本語としては変です。介護のことばでの「飲水」は、水分をとることで、飲むものは水とは限りません。ですから、水分をとる場合には、「飲水」の代わりに「水分をとる」「水を飲む」と言う方がわかりやすいでしょう。

例

［1］**飲水**を勧めると、16時までに660ml とる。
　⇨**水分**を勧めると、16時までに660ml とる。
［2］尿量が増えないため、**飲水ができている**か確認。
　⇨尿量が増えないため、**水分がとれている**か確認。
［3］食事中や**飲水している**際に、うまく食道に流れず気道に回ってしまい、大きくむせることがある。
　⇨食事中や**水分をとっている**際に、うまく食道に流れず気道に回ってしまい、大きくむせることがある。

▶▶▶ 002 ［食事］

わかりにくいことば　個食（こしょく）
↓
わかりやすいことば　個別の食事・個別に食事する

解説

　新聞などでは、コショクという音に2種類の漢字、「孤食」と「個食」が使われています。『三省堂国語辞典』（以下、『三国』）には、「孤食」は「（親が働いていたりして）子どもが、ひとりだけで食事をすること」とあり、「個食」は「家族のひとりひとりが、ちがう時間帯に（ちがう食べ物の）食事をすること」とあります。しかし、介護では、「個食」は個人の都合に合わせた食事という意味で使われるのが普通です。同じ「個食」が国語辞書とはちがう意味で使われているのです。一般の人にはわかりにくいことばですから、「個別に食事する」という普通の言い方を使ってほしいです。

例

［1］Aさん、検査があるので**個食**お願いします。
　　⇨Aさん、検査があるので**個別に食事**お願いします。

Ⅰ 介護用語

▶▶▶ 003 ［食事］

わかりにくいことば　**食札**（しょくさつ）
↓
わかりやすいことば　**食事カード**

解説

「ショクサツ」と聞いて、なんのことかわかりますか。病院や施設で、お盆にのせた食事の横に置かれる小さなカードのことです。名前と食事の総カロリーが書かれていたり、個別に配慮が必要な場合に「減塩食」などと書かれたりします。これは治療食を誤って配膳しないための工夫でもあります。一般の人は「ショクサツ」と聞いても、なんだかわかりません。「食事カード」と言えば、だれにでもわかるでしょう。

例

[1] 主食、副食すべて揃っているか、**食札**にて確認。
　⇨主食、副食すべて揃っているか、**食事カード**にて確認。
[2] **食札**は、患者に合わせて用意した食事を間違いなく配膳する役目を負っている。
　⇨**食事カード**は、患者に合わせて用意した食事を間違いなく配膳する役目を負っている。

▶▶▶ 004 ［食事］

わかりにくいことば 早食（そうしょく）
↓
わかりやすいことば 早出し

解 説

「早食」ということばは一般には使いません。「ソウショク」と聞くと、草食動物の「草食」、最近は「草食男子」を思い浮かべる人がいるかもしれません。「早食」に近いことばとして「早食い」がありますが、これは急いで食べることです。介護の「早食」は、検査の都合などで普通の食事時間より早く食事を出すことです。そうなると、「早出し」と言う方がわかりやすいでしょう。「早出し」には、一般に、野菜や果物を時期よりも早く出す意味があり、「遅出し」と対になっています。介護でも「早出し」「遅出し」ということばを使ったらどうでしょうか。

例

[1] AさんBさん、どちらも**早食**でOKです。
　⇨ AさんBさん、どちらも**早出し**でOKです。
[2] 検査があるので、**早食**でお願いします。
　⇨ 検査があるので、**早出し**でお願いします。

▶ ▶ ▶ 005 ［食事］

わかりにくいことば 盗食（とうしょく）する
↓
わかりやすいことば 他の人のを食べる・食べてしまう

解説

　ある介護記録に、「Aさん、お隣のBさんのおかずを盗食」とありました。「盗食」というと、いかにも悪いことをしているように聞こえます。しかし、これは認知症の症状の一つで、本人が意識してやっているわけではなく、ましてや犯罪との認識はありません。自分のものと他人のものとの区別がつかないだけですから、事実をありのまま、「AさんがBさんのを食べた」あるいは「食べてしまった」「飲んでしまった」と言ったらどうでしょうか。「盗食」という表現を使うと、対応まで厳しくなりそうです。

例

[１] 夕食中、お向かいの席の方の食事を**盗食していた**。
　　⇨夕食中、お向かいの席の方の食事を**食べていた**。
[２] **盗食が見られる**場合の対応を考えておく。
　　⇨**他の人のを食べてしまう**場合の対応を考えておく。

▶▶▶ 006 ［食事］

わかりにくいことば 配茶（はいちゃ）、配茶する
↓
わかりやすいことば お茶出し、お茶を出す

解説

「ハイチャ」と聞いて何を思い浮かべますか。入居者や利用者にお茶を出すときに、このことばを使っている施設があります。でも、耳で聞くと意味がわかりません。加えて、「配茶」されたお茶はおいしそうには思えません。ごく普通に「お茶出し」「お茶を出す」と言いましょう。

例

［1］朝食～夕食の3回と、10時と15時の5回**配茶**がある。
　　⇨朝食～夕食の3回と、10時と15時の5回**お茶を出す**。
［2］配膳の前に**配茶**の準備をお願いします。
　　⇨配膳の前に**お茶出し**の準備をお願いします。

▶▶▶ 007 ［食事］

> **わかりにくいことば** 補食（ほしょく）
> ↓
> **わかりやすいことば** 補助食・栄養補給

解説

　ある介護記録に「家族へ補食の依頼をする」と書かれていましたが、「ホショク」と耳で聞いても意味がわかりません。介護では、「補食」は足りない栄養を補うための、3食を含まない栄養補給を意味します。日常ではそれを「おやつ」と言うことが多いですが、「おやつ」は楽しみのためでもあり、栄養補給が目的ではありません。ですから、「補食」を「おやつ」に言いかえると意味が少しちがってしまいます。「補食」より「補助食」「栄養補給」「補助食をとる」と表現したら理解しやすくなります。

例

［1］昼食2割のみで**補食**のスープも飲まない。
　　⇒昼食2割のみで**栄養補給**のスープも飲まない。
［2］食事を一度に多くとることができない場合は、何度かに分けたり、**補食をしたりする。**
　　⇒食事を一度に多くとることができない場合は、何度かに分けたり、**補助食をとったりする。**

▶▶▶ 008 ［排泄］

> わかりにくいことば　汚染（おせん）、汚染する
> ↓
> わかりやすいことば　汚れ、汚れる・汚す

解説

　介護記録に「全身尿汚染」といった記述をよく見かけます。「汚染」という語は、一般には、放射性物質のような有害な物質によって空気や環境が汚される場合に使います。介護の場で「汚染」という語が使われると、その汚れ方が非常に大規模で、とても悪いことのような誤解を招きかねません。人の行為に対して使うのは不適切で、自分の親のトイレの失敗を、介護者がこのようなことばで言っていると知ったら、その家族はいい気持ちがしないでしょう。普通の「汚れ」「汚れる」「汚す」といったことばを提案します。

例

[1] トイレの床に**尿汚染**あり。
　⇨トイレの床に**尿汚れ**あり。
[2] **汚染した**おむつは、決められた方法で廃棄する。
　⇨**汚れた**おむつは、決められた方法で廃棄する。
[3] 排泄時（はいせつじ）は防水シーツを敷く。衣服や下着を**汚染しない**よう注意する。
　⇨排泄時は防水シーツを敷く。衣服や下着を**汚さない**よう注意する。

▶▶▶ 009 ［排泄］

> **わかりにくいことば** 失禁（しっきん）、失禁する
> ↓
> **わかりやすいことば** おもらし・(トイレに)失敗する・トイレに間に合わない・もらす

解説

「失禁」とは尿や便の排泄が自分でコントロールできずにもらしてしまうことです。『三国』や『新明解国語辞典』（以下、『新明解』）といった小型の辞書にも出ていて、耳にすることが多くなってきました。しかし、このことばを聞くのは、本人にはショックなことです。介護職の人にとっては、失禁という事態もことばも、あまりに普通のことで、一般の人がこの語を聞いて受けるショックに気づきにくいかもしれません。「おもらし」は誰にとってもわかりやすいですが、子どもが尿でふとんや衣服を濡らすときに用いることが多いので、大人に使うときは注意が必要です。「トイレに失敗する」「トイレに間に合わない」はその点で中立的です。咳をしたときや重い物を持ったときに失禁する「切迫性尿失禁（せっぱくせいにょうしっきん）」という症状名などは動かせませんが、失禁だけの場合は言いかえましょう。

例

[1]〈Nさんの家族に〉Nさん、最近**失禁する**ことが増えてきました。
　⇨〈Nさんの家族に〉Nさん、最近**おトイレ、失敗する**ことが増えてきました。
[2]夜間、**失禁している**ように思いますが、様子を見てください。
　⇨夜間、**もらしている**ように思いますが、様子を見てください。

010 ［排泄］

> わかりにくいことば　摘便（てきべん）
> ↓
> わかりやすいことば　便を指で出すこと

解説

「摘」はつまむ意味で、「摘便」とは、便秘のときに肛門から指を入れて便を搔き出すことです。しかし、「テキベン」ということばから意味を理解するのはむずかしいです。「便を指で出す」と言えば意味がすぐわかります。介護のテキストでも、「肛門から指を入れて便を除去する方法」とカッコ書きで説明がついている場合もあります。

例

［1］入浴日のAM9に**摘便をして**もらってください。
　　⇨入浴日のAM9に**便を指で出して**もらってください。
［2］一定期間排便がない場合は、医療関係者と連携して、下剤や浣腸、**摘便**を試みる。
　　⇨一定期間排便がない場合は、医療関係者と連携して、下剤や浣腸、**便を指で出すこと**を試みる。
［3］高齢者は、便意を感じにくく、さらに排便のための腹圧も弱く、糞便が直腸内にあっても排泄できないことも多い。そのような場合、**摘便の**必要がある。
　　⇨高齢者は、便意を感じにくく、さらに排便のための腹圧も弱く、糞便が直腸内にあっても排泄できないことも多い。そのような場合、**便を指で出す**必要がある。

▶▶▶▶ 011 ［排泄］

> わかりにくいことば　弄便（ろうべん）
> ↓
> わかりやすいことば　便いじり

解説

「弄便」は、認知症の症状のひとつで、自分の便を手でこねたり、壁になすりつけたりすることです。「弄便」の「弄」（ろう）の訓読みは「もてあそぶ」です。2010 年に常用漢字表に追加された漢字の一つですが、漢字がむずかしいですし、この字を使うことばも「翻弄する」「愚弄する」ぐらいで、多くありません。「便いじり」と言えば、だれにでもわかるので、「便いじり」を提案します。

例

[1] 6 時　ポータブルトイレに誘導時、**弄便行為**あり。
　⇨6 時　ポータブルトイレに誘導時、**便いじり**あり。
[2] 食事摂取量の低下によって発症した褥瘡（じょくそう）の手当てや、**弄便**の後始末などは娘さんが行っていた。
　⇨食事摂取量の低下によって発症した床ずれ（→82 ページ）の手当てや、**便いじり**の後始末などは娘さんが行っていた。
[3] おむつを使用している認知症の人に下痢症状がある場合には、腹痛や陰部の不快感により**弄便**につながる可能性が高くなる。
　⇨おむつを使用している認知症の人に下痢症状がある場合には、腹痛や陰部の不快感により**便いじり**につながる可能性が高くなる。

▶▶▶012 ［入浴］

わかりにくいことば 入禁（にゅうきん）
→
わかりやすいことば 入浴取りやめ・入浴中止・入浴なし

解 説

　引き継ぎや介護記録に「ニュウキン」ということばが出てきます。多くの場合、「入浴禁止」の略語として使われていますが、施設によっては「入室禁止」を意味することもあるようです。耳で聞いてわかることばではありません。介護される側に立って考えてみると、自分について言われているらしいが、何を言われているかはわからない、ということになります。介護の現場では、できるだけ介護される人がわかることばを使いましょう。入浴禁止の指示は、医師や看護師の判断が元になっていると考えられますが、「禁止」ということばには強い響きがありますから、「入浴取りやめ」「入浴中止」「入浴なし」などのことばを使ってほしいです。

例

［1］Aさん、本日**入禁**。着衣交換お願いします。
　　⇨Aさん、本日**入浴取りやめ**。着衣交換お願いします。
［2］午後一般浴。入浴15名。**入禁**者なし。
　　⇨午後一般浴。入浴15名。**入浴中止**者なし。

013 ［入浴］

> **わかりにくいことば** 個浴（こよく）、個浴する
> ↓
> **わかりやすいことば** 個別の入浴、個別に入浴する

解説

「個浴」は、施設、介護者によってさまざまな意味で使われています。入浴の際に複数の人が係わって入浴作業を分担するのではなく、1人の介護者が入浴の始めから終わりまで係わることを意味することもあります。これは「個浴」ではなくて、「個人浴」と呼ぶ施設もあるようです。また、介護者が見守る中、1人で家庭用のお風呂に入ることを意味する場合、個人用の浴槽を意味する場合もあります。以上のような混乱を避けるため、「利用者が1人で入浴する」ことを「個浴」と言うのがわかりやすいでしょう。ただ、「個食」の言いかえと同じように、「個別に入浴する」という普通の言い方の方がもっとわかりやすいです。

例

[1] **個浴**の介助は、利用者のフロアのスタッフが担当する。
　⇨**個別の入浴**の介助は、利用者のフロアのスタッフが担当する。
[2] Aさん、今日は**個浴**です。
　⇨Aさん、今日は**個別に入浴**します。
[3] 高齢者の長風呂には注意し、声をかけるなどして、見守りを行い、**個浴**には十分な注意が必要である。
　⇨高齢者の長風呂には注意し、声をかけるなどして、見守りを行い、**個別の入浴**には十分な注意が必要である。

▶▶▶ 014 ［入浴］

> **わかりにくいことば** 洗体(せんたい)、洗体する
> ↓
> **わかりやすいことば** 体洗い、体を洗う

解説

髪を洗う「洗髪」や顔を洗う「洗顔」は日常語ですが、介護の造語と思われる「洗体」は、車を洗う「洗車」と同じように、人の体ではなく物を洗う感じがします。下の例［**2**］は、厚生労働省の老計第10号（平成12年3月17日「訪問介護におけるサービス行為ごとの区分等について」）にある記述です。このように現在、厚生労働省が用いていることばではありますが、物を取り扱っているような印象を与えます。「体を洗う」と普通の言い方をしましょう。

例

［**1**］自力で**洗体**しやすいように工夫したタオルを用意する。
　⇨自力で**体を洗い**やすいように工夫したタオルを用意する。
［**2**］入浴の手順は以下のような流れである。
　声かけ説明→お湯張り→物品の準備→介護従事者の身じたく→排泄の確認→脱衣室の温度確認→脱衣→皮膚などの観察→浴室への移動→湯の温度の確認→入湯→**洗体**・すすぎ→洗髪・すすぎ→入湯→身体を拭く（後略）
　⇨入浴の手順は以下のような流れである。
　声かけ説明→（中略）→入湯→**体洗い**・すすぎ→洗髪・すすぎ→入湯→身体を拭く（後略）

015 [睡眠]

わかりにくいことば 傾眠(けいみん)、傾眠する
→
わかりやすいことば うとうと、うとうとする

解説

介護記録を見ていると、「ラジオ体操に参加されましたが、始終傾眠されていました」とか「傾眠傾向が強く声かけにも反応が薄い」など、「傾眠」ということばがよく出てきます。うとうとすることです。医学では意識障害や睡眠障害があるときに「傾眠」ということばを使って、刺激を与えれば目を覚ますが、すぐに戻ってしまう状態を指しているようです。介護ではそういう場合も、また「Aさん、食後ソファーでうとうとしていた」のような場合も同じように使っています。小型の国語辞書にはないことばで、聞いてもイメージがわきません。意識障害がない場合には、「うとうとする」の方がわかりやすいので、「うとうと」「うとうとする」を提案します。

例

[1] 食後は自席で**傾眠している**。
⇨食後は自席で**うとうとしている**。

[2] 夜間不眠のために睡眠薬を投与し、それがもちこして日中ふらつくので安静にしてもらい、その結果として、日中**傾眠**傾向が現れ、夜間に寝なくなるという悪循環が起こることもある。
⇨夜間不眠のために睡眠薬を投与し、それがもちこして日中ふらつくので安静にしてもらい、その結果として、日中**うとうとする**傾向が現れ、夜間に寝なくなるという悪循環が起こることもある。

▶▶▶ 016 ［睡眠］

> **わかりにくいことば** 臥床(がしょう)する・入床(にゅうしょう)する
> ↓
> **わかりやすいことば** 横になる・休む・寝る・床につく

解説

「臥床」「入床」ともに、一般にはなじみのないことばです。『三国』には「臥床」は「②（病気で）ふとんにねていること」とあります。しかし、介護では、病気のためだけではなく、単に寝ることも意味しています。このとき、本人が自分で横になる場合と介護者が横にする場合とがあり、さらに、「臥床している」というのが、横になるだけの意味と、寝ている意味で使う場合もあるようです。「入床」は床につく意味で使われています。一般にはむずかしいことばですから、「横になる」「休む」「寝る」など、場面に合わせたことばを使いましょう。

例

[1] 昼食後、居室にもどって**臥床する**。
　⇨昼食後、居室にもどって**横になる**。
[2] リハビリ時、**臥床していた**ため中止する。
　⇨リハビリ時、**寝ていた**ため中止する。
[3] Aさんは座位がとれないので、ベッド上で**臥床した**まま着替えをする。
　⇨Aさんは座った姿勢（→21ページ）がとれないので、ベッド上で**横になった**まま着替えをする。
[4] 21時、**入床する**。
　⇨21時、**床につく**。

▶▶▶ 017 ［睡眠］

> わかりにくいことば　浅眠（せんみん）
> ↓
> わかりやすいことば　眠りが浅い・浅い眠り

解説

「浅眠」とは、眠りが浅いこと、熟睡できないことを意味しています。介護記録や介護のテキストには出てきますが、小型の国語辞書には載っていない、一般にはなじみのないことばです。よく眠れなくて、すぐ目を覚ましてしまうことなら「眠りが浅い」で十分意味が伝わります。本来、浅い眠りを意味しているので、介護記録で「夜間浅眠中」や「15:30 浅眠中」といった動作を表す言い方に使うのは変です。

例

［1］夜間、排泄の訴えが頻回にあり、**浅眠**状態が続いている。
　　⇨夜間、排泄の訴えがひんぱん（→38ページ）にあり、**眠りが浅い**状態が続いている。

［2］30分に1回は、トイレに行かれるため、**浅眠がち**。
　　⇨30分に1回は、トイレに行かれるため、**眠りが浅い**。

［3］認知症の場合、脳は疲れるが、体は疲れていないという心と体のアンバランスが夜間の**浅眠**につながる。
　　⇨認知症の場合、脳は疲れるが、体は疲れていないという心と体のアンバランスが夜間の**浅い眠り**につながる。

▶▶▶018 ［睡眠］

わかりにくいことば 入眠（にゅうみん）、入眠する
↓
わかりやすいことば 寝つき、寝入る・寝つく

解説

「入眠」は眠る状態に入ること、寝つくことを意味しています。ところが、介護記録では、眠っていることを指して、「訪室したときには入眠していた」「入眠中」などと表現されることがあります。「入眠」はちょうど今眠りに入ったということで、「睡眠」状態ではないのですから、これはおかしな表現です。普通に「寝つく」「寝入る」や「就寝」ということばがありますから、それを使いましょう。

例

[1] 21時、**入眠**を促す。
　⇨ 21時、**寝る**ように促す。
[2] 声出しがやみ、**入眠**確認。
　⇨ 声出しがやみ、**寝入る**のを確認。
[3] 睡眠導入薬は、不安感を取り除いたり、**入眠し**やすくしたりするはたらきがあります。
　⇨ 睡眠導入薬は、不安感を取り除いたり、**寝つき**やすくしたりするはたらきがあります。

▶▶▶019 [睡眠]

> **わかりにくいことば** 良眠(りょうみん)、良眠する
> ↓
> **わかりやすいことば** 安眠、よく寝る・よく眠る・よく休む

解説

　ある介護記録に「朝まで良眠される」と記入されていました。日常、「きのうは、よく寝た」とは言いますが、「良眠」と言われると、それでは反対の「悪眠」があるのかとか、「不眠」の反対語なのかと思ったりします。「良眠」はなじみのないことばですから、このことばを「Aさん、良眠している」「巡視。良眠中」というように動詞として使うのは不自然に感じます。動詞なら「よく寝る」「よく眠る」「よく休む」、名詞なら「安眠」という語を使えばわかります。

例

[1] 喘息症状特になく、朝まで**良眠されていた**。
　⇨喘息症状特になく、朝まで**よく休まれていた**。
[2] 日中に十分な自然光をあびることで睡眠リズムが安定し**良眠**につながる。
　⇨日中に十分な自然光をあびることで睡眠リズムが安定し**安眠**につながる。

▶▶▶ 020 ［姿勢］

> わかりにくいことば　**座位**（ざい）
> ↓
> わかりやすいことば　**座った姿勢**

解説

「座位」は、座った姿勢のことで、寝た姿勢の「臥位（がい）」、立った姿勢の「立位（りつい）」と組みになる語です。ただし、単に座ることではなく、座った姿勢が保てなければいけません。こうしたむずかしいことばを使わなくても、「座った姿勢」と言えばすぐわかります。「座位」の種類として使われることがある「端座位（たんざい）」は「ベッドの端に足をおろして座る姿勢」、「長座位」は「足をのばして座る姿勢」です。

例

[1] **座位**の保持が可能であればポータブルトイレを使用する。
　　⇨ **座った姿勢**の保持が可能であればポータブルトイレを使用する。
[2] 骨折は、寝たきりや認知症の進行をひきおこすので、できるだけ早期にベッドから起きて**座位**をとらせ、介護予防をする必要がある。
　　⇨ 骨折は、寝たきりや認知症の進行をひきおこすので、できるだけ早期にベッドから起きて**座った姿勢**をとらせ、介護予防をする必要がある。

▶▶▶ 021 ［姿勢］

わかりにくいことば	臥位（がい）
↓	
わかりやすいことば	寝た姿勢

解説

　介護記録に「Aさんは起きられなくて臥位で食事をとることになった」のような例がありますが、「ガイ」と聞いてもわかりませんし、「臥位」は、なじみがなく一般の人にはむずかしいことばです。「寝た姿勢」と言えば、だれにでもわかります。

例

[1] **臥位**が継続すると、骨が萎縮(いしゅく)する。
　　⇨ **寝た姿勢**が継続すると、骨が萎縮する。
[2] 座位と比べて**臥位**での食事摂取は誤嚥(ごえん)のリスクが高まる。
　　⇨ 座った姿勢（→21ページ）と比べて**寝た姿勢**での食事摂取は食べ物などが気管に入ってしまう（→60ページ）リスクが高まる。

▶▶▶ 022 ［姿勢］

わかりにくいことば	仰臥位（ぎょうがい）・背臥位（はいがい）
↓	
わかりやすいことば	あおむけ

解説

　介護のテキストには「仰臥位での食事は避ける」と書かれています。これは、「あおむけに寝たままで食事はしない」ということです。動詞「あおむく」の名詞が「あおむけ」ですが、「あおむく」という語がわからない人もいるかもしれません。「あおむく」は「空を仰ぐ」と言うときの「あおぐ」とも関係する、古くからある語です。他のテキストには「仰向けで寝た状態（仰臥位）」のような記述がありました。リハビリテーション医学では「仰臥位」の代わりに「背臥位」を使うことがあるようですが、同じことを意味していますから「あおむけ」とすれば統一できます。

例

［1］お風呂で温まると、一過性の脳貧血によってめまいを起こすことがあります。その場合は浴槽から出て**仰臥位**で安静にします。
　⇨お風呂で温まると、一過性の脳貧血によってめまいを起こすことがあります。その場合は浴槽から出て**あおむけ**で安静にします。

［2］排尿時、**仰臥位**の姿勢で行うときには腹圧をかけやすくするために背もたれを上げる。
　⇨排尿時、**あおむけ**の姿勢で行うときには腹圧をかけやすくするために背もたれを上げる。

▶▶▶ 023 ［姿勢］

- **わかりにくいことば** 側臥位（そくがい）
- ↓
- **わかりやすいことば** 横向き・横向きに寝ること

- **わかりにくいことば** 右側臥位（みぎそくがい）
- ↓
- **わかりやすいことば** 右を下にして寝ること

- **わかりにくいことば** 左側臥位（ひだりそくがい）
- ↓
- **わかりやすいことば** 左を下にして寝ること

解説

　どれも一般の人にはむずかしい語です。「側臥位」は「横向き」あるいは「横向きに寝る」と言いかえればだれでもわかります。「側臥位」にはさらに「右側臥位」と「左側臥位」がありますが、「右側臥位」は、「右を下にして寝る」、「左側臥位」は、「左を下にして寝る」と言いかえれば理解できます。

例

[1] 自力で腰が上げられない場合は、**側臥位**にして片側ずつズボンを脱がせる方法がある。
　⇨自力で腰が上げられない場合は、**横向き**にして片側ずつズボンを脱がせる方法がある。

[2] 右上下肢に麻痺がある人の衣類の着脱介助では、介護者は、麻痺のない自由に動かせる側が下になるように、利用者を**左側臥位**にします。

⇨右腕右足(→61ページ)に麻痺がある人の衣類の着脱介助では、介護者は、麻痺のない自由に動かせる側が下になるように、利用者を**左を下にして寝かせ**ます。

[3] 麻痺があるので、**右側臥位にする**ときは、手を顔の横に置き、体の下にならないようにする。

⇨麻痺があるので、**右を下にして寝かせる**ときは、手を顔の横に置き、体の下にならないようにする。

024 ［姿勢］

> わかりにくいことば　腹臥位（ふくがい）
> ↓
> わかりやすいことば　うつぶせ

解説

「腹臥位」は一般の人にはむずかしいことばです。「うつぶせ」の意味です。仰臥位の「あおむけ」に対応することばである「うつぶせ」も、「うつぶす」「うつむく」などと関係がある古いことばです。「うつぶせ」という言い方がわからなかったら、「顔を下にして寝る」と説明してもよいでしょう。

例

[1] **腹臥位**では、床ずれがいちばんできやすい部分の圧迫が避けられる。
　⇨ **うつぶせ**では、床ずれがいちばんできやすい部分の圧迫が避けられる。

[2] **腹臥位**は、胸部が圧迫され、呼吸がしにくくなるので、顔を横に向けるなどの注意が必要である。
　⇨ **うつぶせ**は、胸部が圧迫され、呼吸がしにくくなるので、顔を横に向けるなどの注意が必要である。

▶▶▶ 025 ［姿勢］

わかりにくいことば　**立位**（りつい）
↓
わかりやすいことば　**立った姿勢**

解説

「立位」は、「臥位」「座位」に対応することばで、「立った姿勢」のことです。ただし、立つだけでなく、立った姿勢が保てなければいけません。人の姿勢について「立位」「座位」「臥位」と並べると、いかにも専門的なことばという気がします。でも、耳で聞いて普通にわかることばではありません。「立った姿勢」「座った姿勢」「寝た姿勢」と聞けば、聞いたままにその状態がつかめます。

例

[1] トイレ時、**立位**困難とのこと。様子見てください。
　⇨トイレ時、**立った姿勢が**困難とのこと。様子見てください。
[2] **立位**で家事はできないけれども座位は可能という人には、椅子に座った状態で洗濯物をたたんでいただきます。
　⇨**立った姿勢**で家事はできないけれども座った姿勢（→21ページ）は可能という人には、椅子に座った状態で洗濯物をたたんでいただきます。

026 ［姿勢］

> **わかりにくいことば** 良肢位（りょうしい）
> ↓
> **わかりやすいことば** 楽な体位・楽な姿勢

解説

　ある介護記録に「Aさん、車いすで良肢位が保持できている」といった記述がありました。この語には、「良」の漢字が使われているので、良い姿勢のことだと誤解しがちですが、そうではなくて、寝た状態や座った状態での楽な体位・姿勢を意味しています。脳梗塞による麻痺などで関節が固まる拘縮が避けられないときに、その拘縮をできるだけ起こさないようにする姿勢で、腕はひじを曲げた状態、足はひざを少し曲げた状態のことです。この「良肢位」ということばの考え方について、『実用介護事典』（以下、『介護事典』）には「骨折ではギプスによる長期固定が、脳血管障害では長期安静が当然とされた時代のもので、リハビリテーションや早期離床が普及してきた現在では、過去のものとなりつつある」と書かれています。

例

［1］各関節をできるだけ**良肢位**に近づける。
　　⇨各関節をできるだけ**楽な姿勢**に近づける。
［2］関節の拘縮、筋の萎縮などに対して日常生活動作への影響を最小限にするために、**良肢位**を保持することは大切です。
　　⇨関節の拘縮、筋の萎縮などに対して日常生活動作への影響を最小限にするために、**楽な体位**を保持することは大切です。

▶▶▶ 027 ［姿勢］

わかりにくいことば 円背（えんぱい）
↓
わかりやすいことば 猫背（ねこぜ）・背中が曲がること

解説

「えんぱい」と読んだり聞いたりしてもイメージがわきません。小型の国語辞書はもとより、『広辞苑』にも出ていないことばです。背骨や腰骨が徐々に曲がっていって背中が丸くなることです。介護のテキストでは「猫背」と言いかえている場合も、「猫背」だけが使われている場合もあります。「猫背」ならだれでも理解できます。なお、医学的には「円背」は病名で、変形していつも丸くなっている背中を言い、「猫背」は「寒くて猫背になって歩く」のように姿勢のことを言うというちがいはあるようです。姿勢を表すときは「猫背」、背中が曲がったりしているような場合は「背中が曲がる」と言えば、そのちがいが区別できます。

例

[1] Aさんフロアを半周歩行。右肩が下がり**円背**姿勢ながら、バランス崩れない。
⇨Aさんフロアを半周歩行。右肩が下がり**猫背**姿勢ながら、バランス崩れない。

[2] 高齢で障害のある人は、体型にも特徴が出てくる。たとえば、**円背**や腰が曲がる、O脚になるなどの変化がある。
⇨高齢で障害のある人は、体型にも特徴が出てくる。たとえば、**背中が曲がる**、腰が曲がる、O脚になるなどの変化がある。

▶▶▶ 028 ［姿勢］

> **わかりにくいことば** 体交（たいこう）・体変（たいへん）
> ↓
> **わかりやすいことば** 寝返り介助・体の向きを変えること

解説

「タイヘン」と聞くと、普通「大変」ということばを思い浮かべるでしょう。「体交」「体変」は、「体位交換」「体位変換」の略語とわかれば意味がわかりますが、略語だけでは耳で聞いても字を見ても意味がわかりません。また、「体交」「体変」は、物を扱っているようにも感じられます。「体位交換」と「体位変換」とでは、介護のテキストでは「体位変換」の方が多く使われています。実際、体位を交換しているわけではありませんから、「体位変換」の方が適当でしょう。でも、この語も、物を扱っているような冷たい感じがします。本人が自分ではできない寝返りを介助するという意味で、「寝返り介助」と言えば、寄り添う気持ちが伝わります。

例

[1] よくお休みでしたが、パット交換しました。**体交**行っています。
　　⇨よくお休みでしたが、パット交換しました。**寝返り介助**行っています。

[2] **体変**時にはＡさんに協力してもらい、ベッド柵を握って自分の体を支えてもらう。
　　⇨**体の向きを変える**ときにはＡさんに協力してもらい、ベッド柵を握って自分の体を支えてもらう。

[3] 褥瘡（じょくそう）への対応には、**体位変換**や足の置き方を工夫したりするなど、介護従事者の支援が必要となる。
　　⇨床ずれ（→82ページ）への対応には、**寝返り介助**や足の置き方を工夫したりするなど、介護従事者の支援が必要となる。

▶▶▶▶ 029 ［その他］

わかりにくいことば	開口（かいこう）、開口する
↓	
わかりやすいことば	口開け、口を開ける

解説

　ある介護記録に「開口よく召し上がっている」という記述を見かけました。引き継ぎにも「朝食は開口よく全量」という報告がありました。「開口」の意味を『三国』で見てみると、「①口をひらいてものを言うこと、②人・空気・光線などを通すための出入り口や窓」、とあります。介護の現場では、①の意味とちがって、物を食べるときに口を開けることとしてよく使われます。普通に「口を開ける」と言った方が意味がわかります。

例

[1] この日の朝は**開口**、嚥下とも良好で8割摂取する。
　　⇨この日の朝は**口開け**、飲み込み（→59ページ）とも良好で8割摂取する。
[2] マッサージによって**開口**しやすくなることも多い。
　　⇨マッサージによって**口を開け**やすくなることも多い。
[3] **開口**しにくい場合は、コップやストローの先端を口角から入れて、うがい水を静かに含んでもらえるように見守ることが必要である。
　　⇨**口を開け**にくい場合は、コップやストローの先端を口のはし（→51ページ）から入れて、うがい水を静かに含んでもらえるように見守ることが必要である。

▶▶▶ 030 ［その他］

わかりにくいことば	更衣（こうい）
↓	
わかりやすいことば	着がえ

解説

　源氏物語の冒頭は、「いづれの御時にか女御更衣あまたさぶらひ給ひける中に」ということばで始まります。この「更衣」は天皇の着がえを手伝う女官を意味していますが、現在、「更衣」という語は、「更衣室」以外、日常では使いません。「着がえ」は、着がえるという動詞にもできますが、「更衣」は更衣するという動詞では使いません。便利でわかりやすい「着がえ」を使ってほしいです。

例

[1] Aさん、ブラウス、汗ばんでいるため**更衣する**。
　⇨ Aさん、ブラウス、汗ばんでいるため**着がえる**。
[2] 尿失禁のため、全身**更衣**、ラバー交換。
　⇨尿をもらした（→10ページ）ため、全身**着がえ**、ラバー交換。
[3] 施設でのサービス内容
　食事・排せつ・移動・**更衣**・入浴・清潔などの基本的な生活習慣をつけてもらい、自立に向けた支援を行うことが療育の目標となっている。
　⇨施設でのサービス内容
　食事・排せつ・移動・**着がえ**・入浴・清潔などの基本的な生活習慣をつけてもらい、自立に向けた支援を行うことが療育の目標となっている。

▶▶▶031 [その他]

> **わかりにくいことば** 独居（どっきょ）
> ↓
> **わかりやすいことば** 独り・一人暮らし

解説

　新聞などでは「独居老人」というように「独居」を使いますが、この語は孤独であることに注目しています。それに対して、「一人暮らし」は人数に注目した語と言えます。介護の場では、中立的な「一人暮らし」を使うのがいいでしょう。

例

[1] 食欲不振や**独居**などで食事の準備がうまくいかない場合は、栄養補助食品なども利用する。
　⇨食欲不振や**一人暮らし**などで食事の準備がうまくいかない場合は、栄養補助食品なども利用する。

[2] 介護サービスを必要とする理由は、日中の要介護高齢者の**独居**、高齢者世帯による介護の不足など、それぞれに深刻な現状がある。
　⇨介護サービスを必要とする理由は、日中の要介護高齢者の**一人暮らし**、高齢者世帯による介護の不足など、それぞれに深刻な現状がある。

032 ［その他］

わかりにくいことば 評価(ひょうか)する
↓
わかりやすいことば 観察する・様子を見る

解説

ある介護記録には「入浴時に臀部(でんぶ)の床ずれの状態を評価する」とあります。医療や福祉の領域では、「評価」ということばは、一つは、患者の診断において用い、「診断する」という意味に近いものです。もう一つは、サービス内容の善し悪しを判断する際に用いられるもので、これは計画を立案し、実施したのち、やったことの評価という流れで、一般の使い方と同じです。前者の、診断に「評価」という語を使うのは日常生活では耳にしないので、とても大げさな感じがします。「観察する」とか「様子を見る」と言う方がわかります。

例

[1] 本日、風邪・咳**評価し**、発熱等ないので風邪薬 OFF とする。
　⇨本日、風邪・咳**の様子を見**、発熱等ないので風邪薬 OFF とする。
[2] 口臭は本人が客観的に**評価する**ことができないが、なかには客観的に口臭が認められないにもかかわらず、本人だけが口臭を気にする場合がある。
　⇨口臭は本人が客観的に**観察する**ことができないが、なかには客観的に口臭が認められないにもかかわらず、本人だけが口臭を気にする場合がある。

▶▶▶ 033 ［その他］

わかりにくいことば 挙上（きょじょう）する

↓

わかりやすいことば あげる・あがる

解説

「キョジョウ」を『三国』で探すと、住んでいる城の意味の「居城」しか出てきません。『大辞林』のような辞典にも「挙上」という語は出てきませんから、一般的な語とは言えません。それが介護で用いられるのは、もともと医学で用いられることばだからのようです。普通には使わないむずかしいことばを使うのではなく、わかりやすい「あげる」「あがる」を使えば、だれでも理解できます。

例

[1] 下肢**挙上**は中止。
　⇨足（→61ページ）を**あげる**のは中止。
[2] 歩くとき、足のつま先が**挙上**しないと、ころびやすい。
　⇨歩くとき、足のつま先が**あがら**ないと、ころびやすい。
[3] 片麻痺の人の食事は、一方の手が胸まで**挙上**可能であれば、自助具などの活用で摂取できる。
　⇨片麻痺の人の食事は、一方の手が胸まで**あげることが**可能であれば、自助具などの活用で摂取できる。

▶ ▶ ▶ 034 ［その他］

わかりにくいことば 施行（しこう・せこう）する
↓
わかりやすいことば する・行う

解説

　介護の現場では、「吸引施行」「クーリング施行」など「施行」がよく使われます。『三国』には「施行（しこう）」の意味は「①（政策・建築・行事などを）実地におこなうこと」とあります。ですからクーリングや点滴、吸引に「施行」を使うのは変です。この漢字には「せこう」という読みもあります。介護の現場では「せこう」と言われることが多いようですが、『新明解』の「せこう」の説明には、「『しこう』の、法律語としての読み」とあります。いずれにしろ、人を介護する行為は法律や政策ではないのですから、「点滴」「吸引」「浣腸」などを「施行する」と言うのはふさわしくないでしょう。介護では「する」や「行う」を使う方が自然です。

例

[1]　本人希望で浣腸**施行する**。
　　⇨本人希望で浣腸**をする**。
[2]　朝食全量召し上がるが嘔気あり。昼食も召し上がらず、点滴**施行**。
　　⇨朝食全量召し上がるが吐き気（→77ページ）あり。昼食も召し上がらず、点滴**をする**。
[3]　徐々に回復していく。頭部クーリング**施行する**。
　　⇨徐々に回復していく。頭部クーリング**を行う**。

▶▶▶ 035 ［その他］

わかりにくいことば 特変なし
↓
わかりやすいことば かわりなし

解説

　介護記録によく出てくることばです。「特変なく過ごされる」ということばが時間ごとにずらっと並んでいる場合もあります。よく似た語に「著変なし」があります。「特別の変化」が「特変」、「著しい変化」が「著変」ということです。介護の現場ではごく普通に使われていますが、外部の者にはとても奇異に感じられる語で、また、失礼な印象も受けます。最近は、介護教育においても、「ケース記録や連絡帳などで『特変なし』と記載されているページを見かけることがあるが、実は観察をせず、利用者の言動や変化に気づくことができなかったという証明にもなりかねない。夜間急激な変化があった時に、昼間『特変なし』と書かれていたら、いつ頃から調子を崩したかも知ることができない」と、この語を使わないように指導しています。記録には、やったことを書くべきだということです。わかりやすいことばとして「かわりなし」をあげましたが、それもなるべく使わないようにした方がいいでしょう。

例

［1］3時、クラブに参加を誘うが断られる。**特変なし**。
　　⇨ 3時、クラブに参加を誘うが断られる。**かわりなし**。

▶▶▶ 036 ［その他］

わかりにくいことば 頻回（ひんかい）
↓
わかりやすいことば しょっちゅう・ひんぱん・たびたび

解説

　介護記録に「頻回にコールあり」のようにして、よく出てくることばです。「頻尿」「頻脈」などの専門用語がすでにあり、回数を強調したいために作られた語と思われますが、一般語とは言えません。『三国』には、6版（2008年）以降出ていますが、『新明解』には出ていないことばです。あえて硬い言い方をしなくても、日常的に使用することばがいろいろありますから、それを使えば簡単にわかります。

例

［1］夜間になると排泄の訴えが**頻回**にある。
　　⇨夜間になると排泄の訴えが**ひんぱん**にある。
［2］**頻回に**うなずいたり、相手の話よりも早く非言語的に了解のメッセージを伝えたりすることは、二者間の理解を薄いものにしてしまう。
　　⇨**たびたび**うなずいたり、相手の話よりも早く非言語的に了解のメッセージを伝えたりすることは、二者間の理解を薄いものにしてしまう。

▶▶▶037 ［その他］

> **わかりにくいことば** 訪室(ほうしつ)する
> ↓
> **わかりやすいことば** 部屋に行く

解説

「居室へ訪室すると……」という文章も介護記録によく出てきます。「ホウシツ」と言っても音が聞き取りにくく、意味もイメージできません。このことばは、『三国』にも『大辞林』にも出ていませんから、看護・介護の業界用語かもしれません。日常の言い方の「部屋に行く」を使えば、すぐ理解できます。

例

［1］服薬介助のため**訪室する**。
　⇨服薬介助のため**部屋に行く**。
［2］居室へ**訪室すると**「痛いと言っているのに一度も見に来ない」と興奮気味。
　⇨居室へ**行くと**「痛いと言っているのに一度も見に来ない」と興奮気味。
［3］ベッドサイドに長時間付き添うことは困難だが、こまめに**訪室して**声をかけ、いつも気にかけていますよ、というメッセージを届ける。
　⇨ベッドサイドに長時間付き添うことは困難だが、こまめに**部屋に行って**声をかけ、いつも気にかけていますよ、というメッセージを届ける。

▶▶▶ 038 ［その他］

わかりにくいことば 寝衣（しんい）
↓
わかりやすいことば ねまき・パジャマ

解説

「寝衣」は、寝具の一種で身につけるものです。そうであるなら「ねまき」「パジャマ」と同じことになります。看護のことばに「寝衣交換」というのがあり、この「寝衣」は「病衣」と同じです。看護では病気の人の世話をするので「病衣」になるのでしょうが、介護は病気の人とはかぎりません。看護のことばをそのまま使わないで、介護の場に合ったことばを使いましょう。

例

［1］利用者が快適に眠れるように、**寝衣**、枕などの寝具についても、その人に合ったものを選ぶ必要がある。
　⇨利用者が快適に眠れるように、**ねまき**、枕などの寝具についても、その人に合ったものを選ぶ必要がある。

［2］入所時に新しい**寝衣**、室内着、洋服などを準備して、混乱させてしまった。
　⇨入所時に新しい**パジャマ**、室内着、洋服などを準備して、混乱させてしまった。

言いかえないことば1

徘徊(はいかい)

解説

　『三国』には「徘徊」は、「あてもなく歩き回ること」と書かれています。この語に対して、朝日新聞（2014.11.7）に、認知症の人が歩き回るのにはそれなりの理由があるのだから、本人の気持ちを尊重したいとして、「ひとり歩き」「お出かけ」などの言いかえ語が紹介されました。毎日新聞（2015.5.13）には、「『徘徊』を使うと行動の理由が見えない」として、このことば自体を使わないようにしている施設の例が紹介されています。「徘徊」には、「痴呆症(ぷち)」のような侮蔑的なニュアンスは感じられませんが、それでも失礼なことばだと思う人が多いようです。しかし、「ひとり歩き」という言いかえ語では、普通の行動のように受け取られて、認知症の症状であることが伝わりません。今のところはこの語を残しますが、認知症に対する意識の変化を見守っていきましょう。

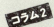 **読みを統一することば**

患側(かんがわ)　➡　患側(かんそく)
健側(けんがわ)　➡　健側(けんそく)

解説

　「患側」は片麻痺(かたまひ)の場合の障害がある不自由な側、「健側」は障害がない側を意味しています。「患側」の漢字には「カンソク」と「カンガワ」、「健側」の漢字には「ケンソク」と「ケンガワ」という二つの読みがあります。『介護事典』や第25回介護福祉士国家試験では、「健側」に「けんそく」とルビが振られています。また、第27回の国家試験では「患側」に「かんそく」とルビが振られています。ですから、ここでも音読みの「カンソク」「ケンソク」に統一することを提案します。

言いかえないことば 2

清拭（せいしき）

解説

　単に体を拭くというのでなく、病気や衰弱などで入浴できない人に対して、その体を拭いて清潔を保つという意味の語です。介護の場では基本的な行為です。これを短い語で言いかえることはむずかしいです。

　介護施設の記録を読むと、「清拭をたたむ」「清拭たたみ」という表現によく出会います。ここでは清拭用の布（清拭布）を「清拭」と言い、それをたたむことを「清拭をたたむ」と言っているのです。清拭布は介護施設で毎日たくさん使われています。それを洗濯してまた使うのですが、洗濯した清拭布をきちんと伸ばして使いやすい大きさにたたむのが、比較的元気な利用者の作業になっていることが多いのです。このように、介護現場のことばとして広く使われています。一般の人が聞くと「セイシキ？正式？」と違和感がありますが、介護現場のことばとして定着しているので、言いかえないことにします。

II

医療看護用語編

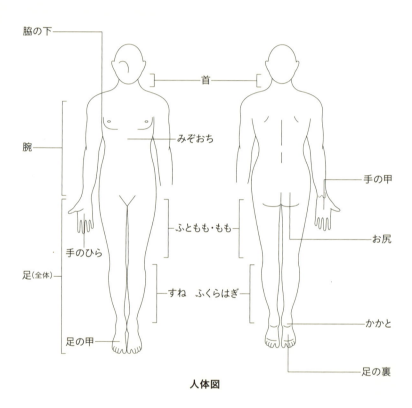

人体図

001 ［体の部分］

> わかりにくいことば　頸部（けいぶ）
> ↓
> わかりやすいことば　首

解説

「頸部」は「首の部分」の意味です。「寝違えて首が回らない」とは言いますが「寝違えて頸部が曲がらない」とは言いません。「頸部」のようなむずかしいことばでなく、日常のやさしい「首」を使ってほしいです。

ちなみに、「子宮頸部」「膀胱頸部硬化症」などの「頸部」は首ではありません。子宮や膀胱の入口に相当する部分を「頸部」と言っています。つまり、「頸部」の語には「首の部分」と「首に似た部分」の両方の意味があるわけです。その区別のためにも、ここでは「首」と言いかえたいです。

例

[1] 障害によって、上肢、**頸部**の運動機能が低下し、食べ物を飲み込みにくくなった。
　⇨障害によって、腕（→61ページ）、**首**の運動機能が低下し、食べ物を飲み込みにくくなった。
[2] **頸部**・肩甲骨のストレッチを行う。
　⇨**首**・肩甲骨のストレッチを行う。

▶▶▶ 002 ［体の部分］

わかりにくいことば	腋窩（えきか）
↓	
わかりやすいことば	脇の下

解 説

「腋」も「窩」もむずかしい漢字です。「腋」は「脇の下」の意味、「窩」は「穴」の意味です。つまり「脇のくぼんだところ」のことです。一方、「脇」は「わき・わきばら・かたわら」の意味で「腋」とは少し意味がずれます。しかし「脇の下」となると、「腋窩」と同じ場所を指すことになるので、言いかえられるというわけです。「腋窩」のような読みにくく意味のわかりにくいことばでなく、日常語の「脇の下」を使ってほしいです。

例

[1] 介護を受ける人は、頭髪、**腋窩**、陰部などを清潔に保ちたいと望んでいます。
　⇨介護を受ける人は、頭髪、**脇の下**、陰部などを清潔に保ちたいと望んでいます。
[2] 体温は、**腋窩**で測定する。
　⇨体温は、**脇の下**で測定する。

▶▶▶ 003 ［体の部分］

| わかりにくいことば | 心窩部（しんかぶ） |
| ↓ |
| わかりやすいことば | みぞおち |

解 説

　「シンカブ」と聞いてもなんのことかわかりません。「心窩部」の「窩」は、「腋窩」のときと同じで、「穴」の意味です。つまり、心臓の下の穴のようになって空いている箇所を意味しています。この箇所のことは、日常的には「みぞおち」の語を使い、「みぞおちのところが痛い」のように言います。介護のテキストでも、「心窩部」より「みぞおち」の方が多く使われています。

例

[1] 狭心症（きょうしんしょう）の症状は、肩のあたりの疼痛（とうつう）、**心窩部**の不快感、息切れなどが特徴です。
　　⇨狭心症の症状は、肩のあたりの痛み（→88ページ）、**みぞおち**の不快感、息切れなどが特徴です。

▶▶▶ 004 ［体の部分］

> **わかりにくいことば** 臀部（でんぶ）
> ↓
> **わかりやすいことば** お尻

解説

「臀部」はむずかしい漢字ですが、「お尻」のことです。「臀部／お尻を洗う」「臀部／お尻を拭く」と、「洗う」「拭く」という動作が「お尻」にも「臀部」にも同じように使えます。「デンブ」と聞いてわからなくても「オシリ」ならすぐわかります。また、「臀部」の漢字がむずかしいため、同じ発音の「殿」を使って「殿部」と介護記録に書く人もいます。『文部科学省 学術用語集 医学編』（以下、『学術用語集』）にも「殿（臀）部」と記されています。こうした表記の混乱を避けるためにも、「お尻」を使ってほしいです。

例

［1］紙おむつをいつも使っているうちに、**臀部**の皮膚が赤くなってきた。
　⇨紙おむつをいつも使っているうちに、**お尻**の皮膚が赤くなってきた。
［2］**臀部**などに傷がないか、皮膚を観察しながら拭きます。
　⇨**お尻**などに傷がないか、皮膚を観察しながら拭きます。

▶▶▶ 005 ［顔］

> **わかりにくいことば** 眼瞼（がんけん）
> ↓
> **わかりやすいことば** まぶた

解説

「眼瞼」は「まぶた」の医学用語で、明治時代から使われています。病名・症状名の「眼瞼下垂（がんけんかすい）」「眼瞼痙攣（がんけんけいれん）」などの複合語は、むずかしくても使わないわけにはいきませんが、介護ではこうしたことばはあまり使いません。介護で使うのは「まぶた」そのものの状態や動きを示す場合で、「まぶたがはれている」「まぶたを閉じる」などと言うときです。単独で使うときは、「まぶた」を使ってほしいです。

例

［1］睡眠中は随意運動（ずいいうんどう）はなくなり、**眼瞼**は閉鎖します。
　　⇨睡眠中は随意運動はなくなり、**まぶた**は閉鎖します。
［2］**眼瞼**は、外部からの異物の侵入を防ぎ、眼球を保護している。
　　⇨**まぶた**は、外部からの異物の侵入を防ぎ、眼球を保護している。

▶▶▶ 006 ［顔］

> わかりにくいことば　口唇（こうしん）
> ↓
> わかりやすいことば　くちびる

解説

　「くちびる」のことを医学用語で「口唇」と言います。「口唇炎」「口唇乾燥症」などの病名もあります。医師が病名をカルテに書くときは、「口唇乾燥症」かもしれませんが、患者に向かって説明するときには、「くちびるが乾燥していますね」と言うでしょう。もちろん、介護でも同様です。介護のテキストには「口唇の乾燥」のような記述もありますが、「コウシン」ときいて「唇」に結びつけるのは大変です。耳で聞いてわかる「唇＝くちびる」を使ってほしいです。なお、「口唇」を「くちびる」と読む人がいますが、それは間違いです。「口唇」を訓読みすると「くちくちびる」になって「くちびる」とはなりません。

例

[1] 口腔や**口唇**が乾燥しているので、食事の前にケアを行う。
　　⇨ 口の中（→55ページ）や**くちびる**が乾燥しているので、食事の前にケアを行う。
[2] **口唇**に麻痺があるため、食べこぼしが起きる。
　　⇨ **くちびる**に麻痺があるため、食べこぼしが起きる。

▶▶▶ 007 [顔]

> わかりにくいことば　口角(こうかく)
> ↓
> わかりやすいことば　口のはし

解説

　「口角が下がった顔」と介護のテキストに出ていますが、「コウカク」と聞いてもイメージができません。口の両はしの部分のことです。「口のはしに笑みを浮かべる」ならよくわかりますね。「口角炎」「口角びらん症」など、複合語の場合は変えられませんが、「口角」の状態を示すときには、意味のすぐわかる「口のはし」を使ってほしいです。

例

[1] 頬に麻痺があると、**口角**から水が漏れてしまう。
　⇨頬に麻痺があると、**口のはし**から水が漏れてしまう。
[2] **口角**をしっかり引いて、「イー」と発音する。
　⇨**口のはし**をしっかり引いて、「イー」と発音する。

008 [歯とその周辺]

> **わかりにくいことば** 齲歯（うし）
> ↓
> **わかりやすいことば** 虫歯

解説

「齲歯」の「齲」は「むしば・むしくいば」の意味で、中国から伝わり、明治以降に医学用語として使われてきたことばです。日本語では15世紀の文献に「虫食い歯」の例が見られ、それが縮まって「虫歯」になりました。「齲歯」も「虫歯」も全く同じものを指しているわけです。

「齲歯」の漢字はむずかしくて、専門用語としても使われにくく、「う歯」と書くことも多くなっています。そうなると今度は「ウシ」か「ウハ」かわからなくなり、また混乱します。

介護のテキストでは、「齲歯・歯周病の予防」と書かれたり、「虫歯・歯周病の予防」と書かれたりしています。テキストでも「齲歯」を使わなくても十分意図が通じているのですから、「虫歯」に統一してほしいです。

例

[1] 毎日の適切な歯磨きで、歯槽膿漏（しそうのうろう）や**齲歯**の予防を心がけます。
　⇨毎日の適切な歯磨きで、歯槽膿漏や**虫歯**の予防を心がけます。

▶▶▶ 009 ［歯とその周辺］

> わかりにくいことば　義歯（ぎし）
> ↓
> わかりやすいことば　入れ歯

解説

　介護では、「入れ歯」も「義歯」もよく使うことばです。「ギシ」には「義歯」だけでなく、「義肢」も「技師」もあります。聞いただけではわかりにくいことばですから、聞いてすぐにわかる「入れ歯」を使いましょう。

例

[1] **義歯**の不適合によって咀嚼障害（そしゃくしょうがい）が起こることがある。
　⇨ **入れ歯**の不適合によってうまくかみ砕けなくなる（→58ページ）ことがある。
[2] 寝るときは**義歯**を外します。
　⇨ 寝るときは**入れ歯**を外します。

▶▶▶ 010 ［歯とその周辺］

わかりにくいことば 歯肉（しにく）
↓
わかりやすいことば 歯ぐき

解説

　厳密に言うと、「歯肉」と「歯ぐき」は違います。どちらも口の中で歯を支える大切な役割を果たしていますが、「歯ぐき」はその部分全体を指し、「歯肉」はそこについている肉を指します。同じ部位ですから「歯ぐき／歯肉から出血する」「歯ぐき／歯肉を傷つける」と同じように使えるわけです。

　しかし、「歯ぐきが萎縮（いしゅく）する」とか「歯ぐきが締まる」というような場合は「歯肉」は使えません。「歯ぐき」の方が使われる範囲が広いのです。「歯肉」でなければならない場面は少ないので、ここでは新しい語を増やさないために「歯ぐき」に代表させたいと思います。なお、「歯ぐき」そのものを指す専門用語は「歯茎（しけい）」です。「歯茎」と書かれた場合、「シケイ」と読むのか「ハグキ」と読むのかわかりません。「歯茎（しけい）」と言いたい場合は、ルビをつけて使ってほしいです。

例

[1] 口の中には、食べ物を噛み砕く歯の列と、それを支える**歯肉**があります。
　⇨口の中には、食べ物を噛み砕く歯の列と、それを支える**歯ぐき**があります。

[2] 歯ブラシのサイズは、歯間の幅に合わせて選びます。大きすぎると、歯や**歯肉**を傷つけることになります。
　⇨歯ブラシのサイズは、歯間の幅に合わせて選びます。大きすぎると、歯や**歯ぐき**を傷つけることになります。

▶▶▶ 011 ［口の中・その働き］

> **わかりにくいことば** 口腔（こうくう）
> ↓
> **わかりやすいことば** 口の中

解説

　この語は、国語辞書では「コウコウ」と読まれ、医学界では「コウクウ」と読まれます。国語では「コウコウ」なのですが、医学界があえて「コウクウ」にした理由を、医学史研究家の小川鼎三は次のように述べています。

　　腔の字を正しくはコウと発音すべきだが、医者はクウと呼ぶことにしている。腔は体の中であちこちにあるので、それをみなコウとよむと耳で聞いて孔や口と区別できないので、手術などのときまちがいが起りやすい。そのため、医者は漢字を知らないと罵られても構わず、必ずクウとよむことを今から四十年ほど前に用語委員会で決めたのである。（『医学用語の起り』東京書籍 1990 P164）

　そういうわけで、二つの読み方ができてしまった語です。「コウコウ」にしても「コウクウ」にしても耳で聞いてわかりにくいことばなので、ここでは介護のテキストにも同じ意味で使われている「口の中」を提案します。

例

[1] **口腔**が乾燥すると、味覚に障害が起きることがある。
　⇨**口の中**が乾燥すると、味覚に障害が起きることがある。
[2] **口腔**内に食べ物が残っていないことを確認して、食事を終了する。
　⇨**口の中**に食べ物が残っていないことを確認して、食事を終了する。

▶▶▶ 012 ［口の中・その働き］

> **わかりにくいことば** 含嗽（がんそう）
> ↓
> **わかりやすいことば** うがい

解説

「含漱」は漢字もむずかしいし、意味もわかりません。
　明治期のいちばん古い医学辞典『医語類聚』にも出てくる古いことばです。『広辞苑』などの辞書には出ていますが、小型の国語辞書には出ていません。『学術用語集』には「含嗽」だけでは出ていませんが「含嗽剤」が出ています。また「うがい」は出ていませんが、「うがい薬」が出ています。「含嗽」とは「うがい」のことですが、「含嗽」のことばを使うことはなく、「含嗽剤」にこのことばが残っているだけ、しかもこの薬も、新しくは「うがい薬」と言っているということです。介護のテキストには、「歯磨きや含嗽で口腔内を清掃する」と書いてあります。「歯磨きやうがいで口の中をきれいにする」の方がずっとよくわかりますね。「うがい」なら幼児でもわかります。そろそろ明治のむずかしいことばは引退していただいて、「うがい」一本にしてほしいです。

例

[1] 虫歯や歯周病を予防するために、食後の歯磨きや**含嗽**を励行（れいこう）する。
　⇒虫歯や歯周病を予防するために、食後の歯磨きや**うがい**を励行する。
[2] 常に**含嗽**をして、口腔内（こうくうない）の食物残渣（しょくもつざんさ）を取り除くようにする。
　⇒常に**うがい**をして、口の中（→55ページ）の残ったかす（→57ページ）を取り除くようにする。

▶▶▶ 013 ［口の中・その働き］

わかりにくいことば　残渣（ざんさ）
↓
わかりやすいことば　かす

解説

　この語は「食物残渣（しょくもつざんさ）」という複合語で使われることが多いのですが、「残渣の少ない食べ物」のように単独で名詞として使われることもあります。また、「口の中に食べ物が残渣している」のように動詞として使われているのもあります。この語は国語辞書でも載せていないものが多いのですが、採録しているものには名詞だけで、「残ったかす」「濾過（ろか）して残ったかす」の語釈がついています。動詞形はありません。

　一般の意味としては、この国語辞書のように、絞ったり、こしたりして残ったかすの意味ですが、介護での使い方はちがうようです。消化されずに残ったかすと口の中に残ったかすのことです。「食物残渣」と聞いて、残った食べ物、いわゆる残飯などを想像する人もいるかもしれません。残渣の意味が少しずつずれているために、誤解が起こりやすいのです。「残渣」は「かす」、「食物残渣」は「口の中に残ったかす」のように使ったらどうでしょう。

例

［1］口腔（こうくう）ケアの基本は、食後の歯磨きで**食物残渣**を取り除くことです。
　　⇨口の中（→ 55 ページ）のケアの基本は、食後の歯磨きで**口の中に残ったかす**を取り除くことです。

［2］便の硬さや、便に混ざった食べ物の**残渣**が、排泄（はいせつ）されるまでの時間を知るヒントになります。
　　⇨便の硬さや、便に混ざった食べ物の**かす**が、排泄されるまでの時間を知るヒントになります。

▶ ▶ ▶ ▶ 014 ［口の中・その働き］

> わかりにくいことば　咀嚼（そしゃく）する
> ↓
> わかりやすいことば　かみ砕く

解説

　むずかしい漢字です。「咀嚼」というのは、口に入れた食べ物を、かみ砕くことです。介護のテキストでは「加齢により咀嚼の機能が低下する」「咀嚼しやすい食事」のように使われていますが、「加齢によりかむ力が弱くなる」「かみ砕きやすい食事」のように言いかえられます。食事介助をしながら、「このお肉はよくかんでくださいね」とは言うでしょうが、「このお肉をよく咀嚼してくださいね」とは言わないでしょう。

　「咀嚼」が単独で出てくるときは言いかえられますが、複合語となるとそれが無理な場合もあります。「咀嚼障害」「咀嚼機能」「咀嚼能力」「咀嚼筋」「咀嚼運動」などたくさんありますが、「咀嚼障害」は「うまくかみ砕けない」、「咀嚼能力」は「かみ砕く力」と言いかえることもできそうです。

例

［1］歯がなくなると、**咀嚼力**が低下し、食べられなくなる食べ物が増えてきます。
　⇨歯がなくなると、**かみ砕く力**が低下し、食べられなくなる食べ物が増えてきます。

［2］口から食べ物を取り入れ、口腔内（こうくうない）で**咀嚼し**、嚥下（えんげ）する。
　⇨口から食べ物を取り入れ、口の中（→55ページ）で**かみ砕き**、飲み込む（→59ページ）。

▶▶▶ 015 ［口の中・その働き］

> わかりにくいことば　嚥下（えんげ）する
> ↓
> わかりやすいことば　飲み込む

解説

　「嚥下」の「嚥」は常用漢字にも含まれていないむずかしい漢字です。「口腔内（こうくうない）で食べた物をエンゲして〜」と聞いてもわかりにくいです。「口の中の物をごっくんと飲み込んで」と言いますが、「ごっくんと嚥下して」とは言いません。同じ意味で、わかりやすい方の「飲み込む」を使ってほしいです。

　「嚥下」は、「嚥下する」のように単独で使われる場合は「飲み込む」と言いかえられますが、「嚥下」が他の語と結合して別の複合語を作っていると言いかえが無理な場合もあります。「嚥下障害」「嚥下反射」「嚥下運動」などです。こういう複合語の場合でも「嚥下障害」は「うまく飲み込めない」、「嚥下能力」は「飲み込む力」と、わかりやすく言いかえることができる用語もあります。

例

[1] 食べ物を取り込み、口腔内で咀嚼（そしゃく）・**嚥下し**、食道へ送り込む。
　⇨食べ物を取り込み、口の中で（→55ページ）かみ砕いて（→58ページ）**飲み込み**、食道へ送り込む。

[2] 食事には、食べたいと思う、口の中に入れる、食べた物を食べやすい大きさにする、咀嚼する、**嚥下する**などの段階があります。
　⇨食事には、食べたいと思う、口の中に入れる、食べた物を食べやすい大きさにする、かみ砕く（→58ページ）、**飲み込む**などの段階があります。

▶▶▶ 016 ［口の中・その働き］

> **わかりにくいことば** 誤嚥（ごえん）する
> ↓
> **わかりやすいことば** 食べ物などが気管に入ってしまう

解説

　「誤嚥」の「嚥」は「嚥下」と同じで「嚥」が飲み込むことだとわかっていても、「誤嚥」を正しく理解するのはむずかしいです。「誤嚥」の漢字を見て「誤って飲み込む」こと、つまり「食べ物以外の物を飲み込むこと」と誤解するかもしれません。子どもが間違って5円玉を飲み込んだというときは「誤飲」と言って、「誤嚥」とは言いません。

　「誤嚥」はあくまでも、食道に入るはずのものが、別のところ、つまり気管に入ってしまうことです。その結果、高齢者の場合は誤嚥性肺炎（ごえんせいはいえん）を起こして亡くなる人も多いのです。「誤嚥」を1語で言いかえることはできませんが、その意味を正しく知って使えるように「食べ物などが気管に入ってしまう」と、少し長い説明の句で提案します。

例

［1］年を取ると、飲み込みが悪くなり、**誤嚥を起こし**やすくなる。
　⇨年を取ると、飲み込みが悪くなり、**食べ物などが気管に入り**やすくなる。
［2］昼食時、副食の肉を食べた際、**誤嚥して**、チアノーゼの症状が現れた。
　⇨昼食時、副食の肉を食べた際、**気管に入ってしまい**、チアノーゼの症状が現れた。

▶▶▶ 017 ［手と足］

わかりにくいことば　**上肢**（じょうし）
↓
わかりやすいことば　**腕**（うで）〈肩のつけ根から指先まで〉

▶▶▶ 018 ［手と足］

わかりにくいことば　**下肢**（かし）
↓
わかりやすいことば　**足**〈もものつけ根から足先まで〉

解説

「上肢」も「下肢」も医学の専門用語で対になっています。「上肢」は、肩のつけ根から指先まで「腕」全体のことです。日常生活の中で、「ジョウシを損傷した」と言われても、どこを損傷したのかわかりません。「下肢」は、もものつけ根から足先までの「足」全体のことです。「カシキョジョウ（下肢挙上）」と言われても何のことかわかからないし、「カシがしびれて歩けない」と言われても、どこがしびれているのかわかりません。

「上肢」と一緒に使われる「上肢骨（じょうしこつ）」「上肢帯（じょうしたい）」、「下肢」と一緒に使われる「下肢静脈瘤（かしじょうみゃくりゅう）」「下肢虚血（かしきょけつ）」などのことばは言いかえられませんが、「上肢」「下肢」だけで使う場合は「腕」「足」でいいのではないでしょうか。「腕」だけでは範囲が広すぎて、的確な位置が言えないようなときは、ひじの上、ひじの下、手首の近くなどと、また「足」だけでは範囲が広すぎる場合は、ももの近く、ひざの上、足首のそばなどと補って説明することができます。

例

[1] Aさんは右の**上肢**に麻痺（まひ）があるので、自力での食事はむずかしい。
⇨ Aさんは右の**腕**に麻痺があるので、自力での食事はむずかしい。

[2] Bさんは、パーキンソン病にかかって、**上肢**の運動能力が低下した。

⇨Bさんは、パーキンソン病にかかって、**腕**の運動能力が低下した。
[3] Cさんは、右の**下肢**に軽い麻痺が残ったが、杖を利用すれば歩くことができる。
　　　⇨Cさんは、右の**足**に軽い麻痺が残ったが、杖を利用すれば歩くことができる。
[4] Dさんは、**下肢**が不自由になり、外出する機会が減った。
　　　⇨Dさんは、**足**が不自由になり、外出する機会が減った。

▶▶▶ 019 [手と足]

> **わかりにくいことば** 下腿（かたい）
> ↓
> **わかりやすいことば** すね・ふくらはぎ・ひざから下

解説

　「下腿」は漢字がむずかしく、意味もわかりません。どこの部位のことを言っているのかわかりません。「下腿」は足のひざから下の部分のことですが、日常語ではひざから下の前の部分は「すね」、後ろの部分は「ふくらはぎ」と分けて表現しています。前の側は骨がすぐ迫っていますので「階段で思い切りすねをぶつけた」のように使い、また昔から「すねに傷持つ＝人に知られると困るような過去がある」のような慣用表現にも使われます。「ふくらはぎ」は「うんと足をのばしたら、ふくらはぎがつった」「ふくらはぎをもむ」のように使います。この際、日常語として古くから使われてきた「すね」「ふくらはぎ」を「下腿」の言いかえ語として再活用してみるのはどうでしょうか。ただし、「下腿筋」「下腿三頭筋」のような筋肉の名前はこのまま使用するしかありませんが、「下腿静脈」は「ひざから下の静脈」、「下腿浮腫」は「ひざから下のむくみ」などとわかりやすい表現を工夫することはできます。

例

[1] 低栄養が進むと、足関節やすね、**下腿**に浮腫が現れる。
　⇨低栄養が進むと、足関節やすね、**ふくらはぎ**にむくみ（→80ページ）が現れる。

[2] Aさんは正座するとき、**下腿**を開いて座るくせがある。
　⇨Aさんは正座するとき、**ひざから下**を開いて座るくせがある。

▶▶▶ 020 ［手と足］

> **わかりにくいことば** 大腿（だいたい）
> ↓
> **わかりやすいことば** ふともも・もも

解説

「ダイタイ」と聞いてもどこのことかわかりません。普通は「だいたい終わった」などのような副詞のことを思い浮かべるのではないでしょうか。「大腿」は「ふともも・もも」のことですが、「筋肉痛で大腿が痛い」とは言わず、「筋肉痛でふとももが痛い」と言います。「あの力士は大腿が太くて強そうだ」とは言わず、「あの力士はふとももが太くて強そうだ」と言います。「大腿骨骨折（だいたいこつこっせつ）」「大腿四頭筋（だいたいしとうきん）」のような病名や筋肉名は仕方ありませんが、単独で使うときは「ふともも」か「もも」を使いましょう。

例

［1］足を少し開き、**大腿**に手を置いて、立ち上がる準備をします。
　⇨足を少し開き、**ふともも**に手を置いて、立ち上がる準備をします。
［2］排泄介助（はいせつかいじょ）の際、トイレで、パジャマのズボンを**大腿**まで下げるのを見守った。
　⇨排泄介助の際、トイレで、パジャマのズボンを**ふともも**まで下げるのを見守った。

▶▶▶ 021 [手と足]

- わかりにくいことば: **上腕**(じょうわん)
- ↓
- わかりやすいことば: (腕の)**ひじから上**

▶▶▶ 022 [手と足]

- わかりにくいことば: **前腕**(ぜんわん)
- ↓
- わかりやすいことば: (腕の)**ひじから下**

解説

　日常生活で「腕をまわす」「腕をまくる」「腕が痛い」と言うときは、腕全体を指しています。腕を部分に分けて言うときは「腕の上の方が痛い」「ひじの少し下にけがをした」のように言います。ひじから上を指す「二の腕」ということばもありますが、最近では、このことばの意味のわかる人も減ってきています。

　医療や介護の世界では、腕の中の位置が厳密にわからないと困るので、ひじを境にして上の部分を「上腕」、下の部分を「前腕」と呼んで区別しています。この2語は、日常では区別しないので言いかえ語はなく、「(腕の) ひじから上」「(腕の) ひじから下」と説明することになります。

例

[1] 手すりをうまくつかむことができなくて転倒し、**上腕**を骨折してしまった。
⇨ 手すりをうまくつかむことができなくて転倒し、**ひじから上**を骨折してしまった。

[2] **前腕**を清拭(せいしき)するときは、手首から肩に向かって拭(ふ)く。
⇨ **ひじから下**を清拭するときは、手首から肩に向かって拭く。

▶▶▶ 023 ［手と足］

- わかりにくいことば　手掌（しゅしょう）
- ↓
- わかりやすいことば　手のひら

▶▶▶ 024 ［手と足］

- わかりにくいことば　手背（しゅはい）
- ↓
- わかりやすいことば　手の甲

▶▶▶ 025 ［手と足］

- わかりにくいことば　足底（そくてい）
- ↓
- わかりやすいことば　足の裏

▶▶▶ 026 ［手と足］

- わかりにくいことば　足背（そくはい）
- ↓
- わかりやすいことば　足の甲

解 説

　「手掌」「手背」は「手のひら」「手の甲」の医学用語です。また、「足底」「足背」は「足の裏」「足の甲」のことです。専門用語は体の部分を言うのに、どれも漢語を使っています。しかし、「シュショウ」と聞いても「ソクテイ」と聞いても、なんのことかわかりません。

　日常的な場面では、「手のひら」「手の甲」や「足の裏」「足の甲」という表現で十分に意味を伝えることができるでしょう。「手のひらでしっか

りと握る」「足の裏で大地を踏みしめる」というように。日常語は和語が中心になっていますし、和語は昔からの日本語ですから、耳で聞いてすぐわかります。

例

[1] 体の各部のうち、手部は**手掌**(しゅぶ)、**手背**、手くびに分けられる。
　⇨体の各部のうち、手部は**手のひら**、**手の甲**、手くびに分けられる。
[2] 体の各部のうち、足部も**足底**(そくぶ)、**足背**、足くびに分けられる。
　⇨体の各部のうち、足部も**足の裏**、**足の甲**、足くびに分けられる。
[3] ベッドに腰掛けたとき、**足底**が床につくようにベッドの高さを調節する。
　⇨ベッドに腰掛けたとき、**足の裏**が床につくようにベッドの高さを調節する。

▶▶▶ 027 ［手と足］

> わかりにくいことば　踵部（しょうぶ）
> ↓
> わかりやすいことば　かかと

解説

　「足のショウブに床ずれができています」と言われてすぐわかるでしょうか。「踵部」は「かかとの部分・かかと」のことです。『南山堂 医学大辞典 19 版』（以下、『医学辞典』）に「踵部 出 血斑」というのが出ていますが、この他の例では同じ辞典で「踵 痛」になっています。介護のテキストでは床ずれができやすい部分の例として、「仙骨部・肩甲骨・踵部・後頭部」が挙げられていますが、ここでも「かかと」でいいはずです。聞いてわかる日常語を使いましょう。

例

［1］仙骨部や肩甲骨、**踵部**、後頭部などには床ずれができやすい。
　　⇨仙骨部や肩甲骨、**かかと**、後頭部などには床ずれができやすい。
［2］いつも体位を変えて、**踵部**、ひじ、肩などに褥瘡ができないようにする。
　　⇨いつも体位を変えて、**かかと**、ひじ、肩などに床ずれ（→82ページ）ができないようにする。

▶▶▶ 028 ［いろいろな症状］

- わかりにくいことば　熱発（ねっぱつ）
- ↓
- わかりやすいことば　発熱

解説

　熱があることを1語で言うと「発熱」になります。「38度の発熱で欠勤した」「子どもが発熱したので会社を休みます」のように、書きことばでも話しことばでも使います。同じことを施設によって「熱発」と言っているところがあります。「熱発」は、辞書によっては「病院などの通語」と書かれています。「通語」というのは、「その社会や職業の人たちの間だけで通用する（ように取り決めた）単語」（『新明解』）ということで、その社会や職業の人だけにわかることばということになります。一種の隠語で、仲間意識を高めるのにはいいのですが、外の人にはわからないようにして排除することになります。外国人にとっては「発熱」の他にもう一つ別のことばを覚えなければならないし、別の施設から異動してきた日本人でも戸惑うことになります。利用者やその家族から「発熱ならわかるけど、ネッパツってなに？」と言われかねません。特別のことばはやめて、できるだけやさしくわかりやすいことばを使ってほしいです。

例

[1] 一時的な**熱発**や軽い興奮状態が見られた。
　⇨一時的な**発熱**や軽い興奮状態が見られた。
[2] 食欲不振の原因として、便秘や下痢（げり）、**熱発**などがあげられる。
　⇨食欲不振の原因として、便秘や下痢、**発熱**などがあげられる。

▶▶▶ 029 ［いろいろな症状］

> わかりにくいことば　眩暈（げんうん）
> ↓
> わかりやすいことば　めまい

解説

『医語類聚』に載っているこのむずかしいことばは、さすがに最新の介護のテキストでは病名の良性発作性頭位眩暈症が出てくるだけです。テキスト中では「めまい」の語が使われています。『医学辞典』では「めまい」の項目で「めまい（眩暈）」として載せていて「眩暈」の項目はありません。『看護大事典2版』(以下、『看護事典』)でも、「眩暈→めまい」として、「めまい」の項目に導いています。また、『学術用語集』でも、「めまい（眩暈）」と記述されています。今や「眩暈」は「めまい」に席を譲ろうとしているさまが見てとれます。ここでは古くから使われてきたむずかしいことばが、わかりやすいことばに交代する例として示しておきます。

例

[1] ときどき**眩暈**と立ちくらみを覚えるようになり、大学病院で受診した。
　⇨ときどき**めまい**と立ちくらみを覚えるようになり、大学病院で受診した。

▶▶▶ 030　[いろいろな症状]

わかりにくいことば　羞明（しゅうめい）
↓
わかりやすいことば　まぶしさ

解説

「羞明」ということばは、『医語類聚』以降、医学・看護学辞書には出てくる古い医学用語ですが、国語辞書では『広辞苑』にも出ていないほど、むずかしいなじみのないことばです。「まぶしいこと」ですが、ルビがつけられ、言いかえの語が示されて初めて理解できることばです。介護のテキストでは「羞明」を使っているのと「まぶしさ」を使っているのとがあります。「まぶしさ」で十分通じるのですから、これを使ってほしいです。

なお、「羞明感」という語もありますが、白内障（はくないしょう）などのために特に強くまぶしく感じることを表し、病的な症状になります。

例

[1] 高齢になると、瞳孔（どうこう）の光の量の調節能力も低下して、暗い場所から明るい場所へ急に移ると、**羞明**が強くなります。
　⇨高齢になると、瞳孔の光の量の調節能力も低下して、暗い場所から明るい場所へ急に移ると、**まぶしさ**が強くなります。

[2] Aさんは、白内障が進行して**羞明感**を強く感じるようになったため、眼科を受診した。
　⇨Aさんは、白内障が進行して、**まぶしさ**を強く感じるようになったため、眼科を受診した。

▶▶▶ 031 ［いろいろな症状］

> わかりにくいことば 咳嗽（がいそう）
> ↓
> わかりやすいことば 咳（せき）・咳と痰（たん）

解説

　むずかしい漢字です。ルビがなくても読める人は少ないでしょう。『医学辞典』でも『看護事典』でも「咳嗽」の項目を見ると、「咳」と言いかえています。ということは、「咳嗽」は「咳」と同じということです。『学術用語集』には、「咳」は出ていますが、「咳嗽」は出ていません。

　この用語は、「咳」で言いかえるだけですむ場合と、それだけでは不十分な場合とがあります。「咳」に「痰」がからんだ場合も「咳嗽」と言うからです。この場合は「咳と痰」と言いかえましょう。痰のからんだ咳を「湿性咳嗽（しっせいがいそう）」とも言うので、やはり「咳嗽」の語は必要と言われそうですが、この複合語は「痰の多い咳・痰のからむ咳」で言いかえられますし、その対になる「乾性咳嗽（かんせいがいそう）」も「乾いた咳」で言いかえられます。

例

[1] 38.5度の高熱と**咳嗽**で受診したところ肺炎と診断された。
　⇨ 38.5度の高熱と**咳**で受診したところ肺炎と診断された。

[2] 体温36.6℃　SpO_2＝97％。ときおり、**湿性咳嗽**が聞かれる。
　⇨ 体温36.6℃　SpO_2＝97％。ときおり、**痰のからむ咳**が聞かれる。

▶▶▶ 032 ［いろいろな症状］

わかりにくいことば　嗄声（させい）
↓
わかりやすいことば　かすれ声・かれ声

解説

さすがに「嗄声」はむずかしくて、介護のテキストには「嗄声（かれ声）」と出てきます。あるいは、「ややかすれた声（嗄声）」と、むずかしい「嗄声」をあえて補足しています。『学術用語集』では、「嗄声」も出ていますが、その下に「しわがれ声」を補っています。また、別の項目で「しわがれ声」も立てています。「嗄声」だけではむずかしいので、わかりやすくしようという試みと思われます。

この漢字を「サセイ」と読める人は少なく、たいていの人は「カセイ」と読みます。漢字のつくりが「夏」だから仕方ないことです。「眩暈」（→ 70 ページ）と同じように、そろそろ世代交代をしてもいいことばでしょう。

例

[1] 食事が飲み込みにくいときは、のどや胸部に食物の引っかかる感じや、**嗄声**などが確認される。
　⇨食事が飲み込みにくいときは、のどや胸部に食物の引っかかる感じや、**かれ声**などが確認される。

[2] 顔や、口の中に麻痺などがあると、音がゆがんだり、**嗄声**になったりする。
　⇨顔や、口の中に麻痺などがあると、音がゆがんだり、**かすれ声**になったりする。

▶ ▶ ▶ 033 ［いろいろな症状］

> **わかりにくいことば** 喘鳴（ぜんめい）
> ↓
> **わかりやすいことば** ゼーゼー・ヒューヒュー

解説

「喘鳴」の漢字はむずかしくてなかなか読めません。よって、『医学辞典』に「ぜいめいともいう」と書いてあり、「ぜいめい」と言う人もいます。介護の場でも「ぜいめい」という言い方をする場合も多いようです。喘息(ぜんそく)などで、呼吸器が狭くなり、呼吸するときに出る「ゼーゼー」「ヒューヒュー」という音です。読み方が二つあってむずかしいことばより、わかりやすい「ゼーゼー」の方を使ってほしいです。

例

[1] 気管支喘息(きかんしぜんそく)では、気管支が腫脹(しゅちょう)して呼吸が困難になり、**喘鳴**を伴う発作が起こる。
⇨気管支喘息では、気管支がはれて（→81ページ）呼吸が困難になり、**ゼーゼーという音**を伴う発作が起こる。

[2] 呼吸機能障害の主な症状には、息切れ、**喘鳴**、咳・痰(たん)の増加、などがあります。
⇨呼吸機能障害の主な症状には、息切れ、**ゼーゼー**、咳・痰の増加、などがあります。

▶▶▶ 034 ［いろいろな症状］

> わかりにくいことば　鼻閉（びへい）
> ↓
> わかりやすいことば　鼻づまり

解説

「鼻がつまって／鼻づまりで味がわからない」とは言いますが、「鼻閉で味がわからない」とは言いません。「ビヘイ」と聞いてもなんのことかわかりません。「鼻閉」を調べようとして、辞書を引いてみても、小型の辞書には載っていません。『広辞苑』にも出ていません。『看護事典』には「鼻閉 nasalobstruction［鼻づまり］」と出ています。「鼻づまり」と同じことだと言っているのです。介護のテキストにも日常語の「鼻づまり」を使って「感冒で、発熱、鼻づまり、のどの痛みなどの症状が出る」などと記されているのもあります。「鼻づまり」が十分に使えることを示しています。「鼻閉」よりわかりやすい「鼻づまり」を使ってほしいです。

例

[1] 花粉症によって**鼻閉**になり、嗅覚（きゅうかく）が低下した。
⇨花粉症によって**鼻づまり**になり、嗅覚が低下した。

[2] ウイルスが原因で、発熱、**鼻閉**、のどの痛みを訴える。
⇨ウイルスが原因で、発熱、**鼻づまり**、のどの痛みを訴える。

▶▶▶▶ 035 ［いろいろな症状］

> **わかりにくいことば** 口渇（こうかつ）
> ↓
> **わかりやすいことば** のどの渇き、のどが渇く

解 説

「コウカツ」と聞いてすぐ思い浮かぶのは、ずるいことを意味する「狡猾」ではないでしょうか。のどが渇くことには、すぐに結びつきません。『学術用語集』でも「口渇」ではなく「渇き」となっています。わかりやすい方を使いたいですね。ここでは、どこが渇くのかはっきりわかる「のどの渇き」と、動詞句の「のどが渇く」を提案します。

例

[1] 高齢者は、脱水状態になりやすいために、**口渇も起こり**やすい。
　⇨高齢者は、脱水状態になりやすいために、**のどが渇き**やすい。
[2] Aさんから**口渇感**の訴えがあり、コップ1杯のジュースを居室に運んだ。
　⇨Aさんから**のどの渇き**の訴えがあり、コップ1杯のジュースを居室に運んだ。

▶▶▶ 036 ［いろいろな症状］

> わかりにくいことば　嘔気（おうき）
> ↓
> わかりやすいことば　吐き気（はきけ）

解説

　「嘔気」と「吐き気」は全く同じことです。「むかむかして吐き気がする」と言いますが、「嘔気がする」とは言いません。『学術用語集』には、「吐き気」はありますが、「嘔気」は載っていません。介護のテキストでも「嘔気（吐き気）」と補足つきで使われているのもありますし、「嘔気」も「吐き気」も両方使われているのもあります。それならば、「吐き気」だけでいいのではないでしょうか。なお、施設によっては「オウケ」と言っているところもあるので、こうした業界用語（業界発音）は職員が異動するときにも当惑するでしょう。外国人従事者はもっと困ることになるでしょう。

例

[1] 深夜の勤務が続いて、睡眠障害、めまい、**嘔気**などの症状が出てきた。
　⇨ 深夜の勤務が続いて、睡眠障害、めまい、**吐き気**などの症状が出てきた。

[2] 1:50 バイタル問題なし。**嘔気**なし。活気あり。
　⇨ 1:50 バイタル問題なし。**吐き気**なし。活気あり。

037 [いろいろな症状]

> **わかりにくいことば** 吐血(とけつ)、吐血する
> ↓
> **わかりやすいことば** （消化器から出血した）血を吐く(こと)

解説

　胃潰瘍や胃がんなどの病気で、吐いた物の中に血が含まれていることです。消化器からの出血で、普通に言うときは「血を吐く」です。「吐く」という日常の動詞を使ってほしいです。ただ、呼吸器からの「喀血」も「血を吐く」ことなので、「血を吐く」だけだと区別ができなくなります。どこからの出血か区別する必要があるときには、「吐血」は「消化器から出血した血を吐く」と説明が必要でしょう。

例

[1] 食道の静脈瘤が破裂して、消化器から大量に**吐血した**。
　⇨食道の静脈瘤が破裂して、消化器から大量に**血を吐いた**。

[2] 手術後のストレスによって消化器から突然**吐血し**、消化性潰瘍を発症した。
　⇨手術後のストレスによって消化器から突然**血を吐き**、消化性潰瘍を発症した。

▶▶▶ 038 ［いろいろな症状］

> **わかりにくいことば** 喀血（かっけつ）、喀血する
> ↓
> **わかりやすいことば** （呼吸器から）血を吐く（こと）

解説

「カッケツ」も耳で聞いてわからないので、普通のことばの「血を吐く」を使ってほしいです。「血を吐く」は「吐血」の言いかえ語にもしましたので、吐血と区別する必要のあるときは「呼吸器から血を吐く」と説明を加えながら使いましょう。

例

[1] **喀血**は、気管支からの出血で、咳き込んだときに咳と一緒に出ることが多い。
  ⇨ **呼吸器から血を吐く**のは、気管支からの出血で、咳き込んだときに咳と一緒に出ることが多い。
[2] 戦前は、肺結核で**喀血する**と、もう治らないと思われていた。
  ⇨ 戦前は、肺結核で**血を吐く**と、もう治らないと思われていた。

▶▶▶ 039 ［いろいろな症状］

> **わかりにくいことば**　浮腫（ふしゅ）
> ↓
> **わかりやすいことば**　むくみ、むくむ

解説

「フシュ」と耳で聞いても、すぐにはわかりません。「浮腫」は国語辞書類では「むくみ」と置きかえて説明してあります。「フシュ」はわからなくても、「むくみ」なら一般にわかるからでしょう。これは、体や皮膚の中に水分がたまってふくれることです。「むくみ」は本来「むくむ」という動詞からできた語です。「むくむ」は動詞なので「足がむくんで太くなった」「むくまないように注意する」など広く使えます。

例

[1] 皮下組織に水分がたまりすぎると、**浮腫が出る**。
　⇨皮下組織に水分がたまりすぎると、**むくむ**。
[2] 終末期に比較的多くみられる症状として、**浮腫**、発熱、痰、咳などがある。
　⇨終末期に比較的多くみられる症状として、**むくみ**、発熱、痰、咳などがある。

▶▶▶ 040 [いろいろな症状]

> **わかりにくいことば** 腫脹(しゅちょう)
> ↓
> **わかりやすいことば** はれ、はれる

解説

「腫脹」は明治初期から使われている古い医学用語です。炎症などが原因で、はれあがることです。「シュチョウ」という発音は耳慣れなくて、「気管支がシュチョウして」と言われても、気管支がどうなったのかわかりませんが、「気管支がはれて」と言われればすぐわかります。耳で聞いてすぐわかることばを使ってほしいです。

例

[1] 発赤、**腫脹**を伴う痛風の発作で、足の親指に激しい痛みが走った。
⇨発赤、**はれ**を伴う痛風の発作で、足の親指に激しい痛みが走った。
[2] 気管支喘息では、気管支の粘膜が**腫脹して**、呼吸が困難になります。
⇨気管支喘息では、気管支の粘膜が**はれて**、呼吸が困難になります。

▶▶▶ 041 ［いろいろな症状］

> **わかりにくいことば**　褥瘡（じょくそう）
> ↓
> **わかりやすいことば**　床ずれ

解説

　介護の世界を代表することばと言えるかもしれません。「褥瘡」は、「『褥』＝しとね（布団・敷物）の『瘡』＝きず」という意味からできたことばで、一般には「床ずれ」とも呼ばれています。「褥瘡」と「床ずれ」は同じ意味ですから言いかえができます。「床ずれ」の方が、漢字もやさしく、耳で聞いてもわかりやすいことばです。新聞でも両方使われていますが、読売・朝日・毎日の3紙の過去5年半の使用例を、それぞれのWEBサイトで用語検索してみると、下の表のようになりました。

	ヨミダス（読売）	聞蔵（朝日）	マイサク（毎日）
床ずれ	250件	214件	101件
褥瘡	82件	42件	20件

（2010年1月1日〜2015年6月30日）

　どの新聞でも「床ずれ」の方が圧倒的に多く使われていることがわかります。介護の世界でも、やさしいことばを使ってほしいです。

例

［1］**褥瘡**は、栄養状態の悪い人に発生しやすい。
　⇨**床ずれ**は、栄養状態の悪い人に発生しやすい。
［2］車いすやベッドの上で、同じ姿勢を続けていると、**褥瘡**ができます。
　⇨車いすやベッドの上で、同じ姿勢を続けていると、**床ずれ**ができます。

▶▶▶ 042 ［いろいろな症状］

わかりにくいことば　糜爛（びらん）
↓
わかりやすいことば　ただれ

解説

　「糜爛」の漢字はとてもむずかしく、どの介護テキストでも「ビラン」・「びらん」とカタカナ・ひらがな表記されています。しかし、かな表記では意味がわかりません。『看護事典』でも漢字は示さず、「びらん erosion ［ただれ］」と記しています。「びらん」は「ただれ」と同じということです。また、「びらん」は「肛門部にびらんができた」「びらんが広がる」のように名詞としてしか使えませんが、「ただれ」は本来「ただれる」という動詞からできた名詞なので、動詞形の使用もできるわけです。「ただれてしまう」「ただれないように」「ただれやすい」など広く使えます。

例

[1] 下痢が続いて、肛門付近に**びらん**ができた。
　⇨下痢が続いて、肛門付近に**ただれ**ができた。
[2] 皮膚の水疱や**びらん**が褥瘡にならないように、軽いうちに手当てをする。
　⇨皮膚の水疱や**ただれ**が床ずれ（→82ページ）にならないように、軽いうちに手当てをする。

▶▶▶ 043 ［いろいろな症状］

わかりにくいことば　擦過傷（さっかしょう）
↓
わかりやすいことば　すり傷・かすり傷

解説

　「擦過傷」とは「すり傷」の医学用語です。皮膚の表面が損傷を受けた程度の比較的軽い傷のことで、日常生活では「すり傷」「かすり傷」と言っています。介護のテキストを見ると、入浴介助のときに皮膚を観察する項目として、「褥瘡はないか、擦過傷はないか」などをチェックするように書かれています。つまり、包帯をぐるぐる巻くような傷ではなく、見落としてしまうかもしれないような軽い傷のことを指しています。しかし、ことばの性質上、漢語は和語に比べて、重々しく規模も大きいものになりがちなので、「擦過傷」と「すり傷」とでは、「擦過傷」の方が大きなけがと感じてしまう危険があります。そうした誤解を招かないためにも、そして、この傷の実際の程度や様子がわかる意味でも、「すり傷」「かすり傷」を提案します。

例

［1］この事故で、軽乗用車を運転していた男性が顔に**擦過傷**を負った。
　　⇨この事故で、軽乗用車を運転していた男性が顔に**かすり傷**を負った。
［2］左下肢**擦過傷**あり。処置ずみ。
　　⇨左足（→61ページ）に**すり傷**あり。処置ずみ。

▶▶▶▶ 044 [いろいろな症状]

> **わかりにくいことば** 腹部膨満（ふくぶぼうまん）
> ↓
> **わかりやすいことば** 腹の張り、腹が張る

解説

「腹部膨満」というのは、消化がうまくいかなかったり、食べすぎたりして腹が張っていることです。介護記録などを見ると、「腹部張りあり」「腹部に張りが見られる」と記録されています。また、「腹満（ふくまん）」という省略語も使われています。これは、むずかしい漢字のことばをできるだけ短くやさしくしようとした結果と思われます。「腹部膨満」は「腹が張る」ことですから、そのままの「腹が張る」の方を使ってほしいです。

例

[1] 浣腸（かんちょう）によって便やガスを出し、**腹部膨満**や腹痛などを緩和することができます。
⇨浣腸によって便やガスを出し、**腹の張り**や腹痛などを緩和することができます。

[2] 終末期には、胸や腹部に水が溜（た）まり、**腹部膨満**の苦痛がある場合があります。
⇨終末期には、胸や腹部に水が溜まり、**腹が張って**苦痛がある場合があります。

045 ［いろいろな症状］

わかりにくいことば	振戦（しんせん）
↓	
わかりやすいことば	ふるえ

解説

「シンセン」と聞くと、まず「新鮮」という漢字を思い浮かべるのではないでしょうか。「振戦」は、「ふるえ」のことで、パーキンソン病の特徴的な症状の一つです。頭やあご、手の指などが小刻みにふるえます。医学的には「静止時振戦」「姿勢時振戦」などの複合語がありますが、単独で使うときは「ふるえ」の方が理解しやすいです。病気の様子が伝わりやすい「ふるえ」を使ってほしいです。

例

[1] パーキンソンの症状では、体全体の動きが悪くなり、手指の**振戦**が見られるようになる。
 ⇨パーキンソンの症状では、体全体の動きが悪くなり、手指の**ふるえ**が見られるようになる。

[2] パーキンソン病の**振戦**は、精神的に緊張するとひどくなります。
 ⇨パーキンソン病の**ふるえ**は、精神的に緊張するとひどくなります。

▶▶▶ 046 ［いろいろな症状］

わかりにくいことば 搔痒（そうよう）
↓
わかりやすいことば かゆみ・かゆいこと

解説

　むずかしい漢字です。ことわざや故事成句の得意な人はどこかで見た漢字だと思われるでしょう。そうです、「隔靴搔痒（かっかそうよう）」です。靴を隔ててかゆいところをかくこと、すなわち、思うようにいかなくてもどかしいことです。この成句は中国の宋代の本に出てくるので「搔痒」はそれ以前からあったことばということになります。そんな古い中国語が今でも日本の医療・介護の世界に生きているというのは考えてみればおもしろいことです。

　しかし、漢字がむずかしくて読めないので「そう痒（よう）感」などと、混ぜ書きの表記も出てきました。表記が複数になると、「皮膚搔痒症」と「皮膚そう痒症」とが出現し、別の症状かと思う人も出てくるかもしれません。

　皮膚が乾燥してかゆいことを示すのですから、むずかしい漢語を使うのではなくそのまま、「かゆみ」「かゆいこと」を使ってほしいです。

例

［1］高齢者は皮膚が乾燥しがちです。特に冬になると、ますます乾燥し、皮膚の**搔痒感**が増します。
　　⇨高齢者は皮膚が乾燥しがちです。特に冬になると、ますます乾燥し、皮膚の**かゆみ**が増します。
［2］睡眠時**搔痒感**が強くて眠れない人もいます。
　　⇨睡眠時**かゆみ**が強くて眠れない人もいます。

▶ ▶ ▶ 047 ［いろいろな症状］

> わかりにくいことば　疼痛（とうつう）
> ↓
> わかりやすいことば　痛み

解説

　『医語類聚』にも、「Aitch」の訳語として「疼痛」が出ています。人の感じる痛みの全般を指すことばとして、医学や看護の世界の用語として長く使われてきたようです。「チクチクと刺すような痛み」も「ズキズキとうずくような痛み」も「にぶくて重い痛み」も、みな「疼痛」です。つまり、「疼痛」は「痛み」のことです。長い歴史のあることばを急に変えることはできませんが、介護の世界では、日常語をより多く使う方向に進めて、やさしく、わかりやすいことばを使ってほしいです。

例

［**1**］がんの末期になると、**疼痛**や食欲不振、吐き気、息苦しさなど、さまざまな症状が表れます。
　　⇨がんの末期になると、**痛み**や食欲不振、吐き気、息苦しさなど、さまざまな症状が表れます。

［**2**］Ａさんは膝関節（しつかんせつ）の**疼痛**で歩行に負担を感じるようになった。
　　⇨Ａさんは膝関節の**痛み**で歩行に負担を感じるようになった。

▶▶▶ 048 ［いろいろな症状］

わかりにくいことば 廃用症候群（はいようしょうこうぐん）
↓
わかりやすいことば 生活不活発病（せいかつふかっぱつびょう）

解説

　この症状が医学用語として使われるようになって、まだ日が浅いので、耳で聞いても漢字を見てもどんな症状かわからない人は多いです。しかし、高齢者の介護の場ではこの症状の人が多く、介護のテキストにはたくさん使われていますし、介護福祉士国家試験にもたびたび取り上げられています。手術後や骨折などで、寝たままでいた結果、筋肉が弱くなったり、関節がかたまったりする症状のことです。

　この語の導入の推移を新聞記事で見てみると、読売新聞に初めてこの語が載ったのは1993年です。それ以来「廃用症候群」が使われますが、2004年の中越地震で、仮設住宅で暮らすようになった高齢者にこの症状の人が増えてきたのをきっかけに「生活不活発病」の語が使われるようになりました。「廃用」の語に抵抗があるとして、「生活不活発病」の使用を主張した医師もいました。その後、「廃用症候群」と「生活不活発病」は並行して使われますが、2011年3月の東日本大震災で、再びこの症状の高齢者の問題がクローズアップされるにつれて、「生活不活発病」の使用例の方が多くなります。最近5年半の読売・朝日・毎日の使用例をそれぞれのWEBサイトで用語検索して、下の表にしてみました。

	ヨミダス（読売）	聞蔵（朝日）	マイサク（毎日）
廃用症候群	17件	12件	8件
生活不活発病	41件	35件	31件

（2010年1月1日〜2015年6月30日）

　どの新聞でも同じように、「生活不活発病」の方が多く使われています。たしかに「生活不活発病」の方がわかりやすいです。『医学辞典』で

も、「廃用症候群」の項目で「近年、廃用症候群の用語は『生活不活発病』の呼称で用いられることも多い」と書かれています。社会のことばの使い方の推移に合わせて、よりわかりやすい「生活不活発病」の方を使うようにしてほしいです。

> 例

[1] 病気や障害、加齢によって、体を動かさない状態が続くと、骨や筋肉が衰えます。また、心臓や肺などの機能が低下して、**廃用症候群**になりやすくなります。
⇨病気や障害、加齢によって、体を動かさない状態が続くと、骨や筋肉が衰えます。また、心臓や肺などの機能が低下して、**生活不活発病**になりやすくなります。

[2] 歩ける高齢者は散歩などを心がけ、筋肉が衰えないようにすることが、**廃用症候群**の予防になる。
⇨歩ける高齢者は散歩などを心がけ、筋肉が衰えないようにすることが、**生活不活発病**の予防になる。

▶▶▶ 049 ［分泌物］

> わかりにくいことば　眼脂（がんし）
> ↓
> わかりやすいことば　目やに

解説

　「眼脂」は「目やに」の医学用語です。細菌性結膜炎の説明のときなどに使われます。一般には「目やにが出て、目が開かない」「綿棒で目やにを拭き取る」のように「目やに」が使われます。介護のテキストには「眼脂を拭き取る」などの例もありますが、介護施設では一般の「目やにを拭き取る」の方を使ってほしいです。

例

［1］**眼脂**は、眼頭（めがしら）から眼尻（めじり）に向かって拭き取ります。
　　⇨**目やに**は、眼頭から眼尻に向かって拭き取ります。
［2］**眼脂**が多量に出ていたので、眼科を受診した。
　　⇨**目やに**が多量に出ていたので、眼科を受診した。

▶ ▶ ▶ 050 ［分泌物］

わかりにくいことば　鼻汁（びじゅう）
　　　↓
わかりやすいことば　鼻水（はなみず）

解説

　風邪をひいたときなど、鼻から出る液体を、日常語では「はなみず」と言います。「はなじる」と言う人もいます。介護のテキストでは「鼻汁」です。『医学辞典』や『看護事典』では「鼻汁」「鼻漏（びろう）」です。こんなにいろいろあると迷ってしまいます。テキストでも、「鼻汁」だけでなく「花粉症でくしゃみや鼻水が出る」と、「鼻水」を使っているものもあります。ここでは、やはり日常語の、「鼻水」を使ってほしいです。

例

［1］風邪を引いて**鼻汁**が垂れる。
　　⇨風邪を引いて**鼻水**が垂れる。
［2］インフルエンザでは、発熱、頭痛、**鼻汁**に加えて、のどの痛みも強い。
　　⇨インフルエンザでは、発熱、頭痛、**鼻水**に加えて、のどの痛みも強い。

051 ［分泌物］

わかりにくいことば	粘稠（ねんちゅう）
↓	
わかりやすいことば	粘り気がある

解説

　むずかしい漢字です。「粘稠」の「稠」は「密度が濃い・生い茂る」の意味で、「粘稠」は「ねばねばして粘着力が強い」「粘り気がある」ということになります。こんなむずかしいことばが介護のテキストに出てくるのは、唾液の濃さを説明する必要があるからです。緊張しているときは「粘稠性の高い唾液が分泌される」とあります。

　読むのもむずかしく、「ネン」は大丈夫としても「稠」は読めません。つくりの「周」から「シュウ」、「調」と同じつくりだから「チョウ」などと読みたくなってしまうのですが、実は「チュウ」なのです。こういうむずかしいことばをきちんと覚えるのは大きなエネルギーが要ります。そのエネルギーは介護の質を高める方に使ってほしいです。そのためにもだれにでもわかる「粘り気がある」を提案します。

例

［1］鼻炎で、**粘稠性の**鼻汁が出ている。
　　⇨鼻炎で、**粘り気がある**鼻水（→92ページ）が出ている。
［2］**粘稠な**体液を分泌する。
　　→**粘り気のある**体液を分泌する。

052 ［分泌物］

わかりにくいことば 流涎（りゅうぜん）
↓
わかりやすいことば よだれ

解説

「流涎」というのは、「よだれを流すこと。よだれが出るほどうらやましいこと」の意味で、古く中国の唐代の詩人杜甫の詩にも見えることばです。現代語としては「流涎／垂涎の的」という慣用句の中に見られる程度で、この語の読み方や意味がわかる人はわずかでしょう。介護のテキストで「流涎（よだれ）」と置きかえている例がありますが、「よだれ」だけなら「涎」の漢字に相当しますので、「流涎」（＝よだれを流すこと）とは意味が少しずれています。テキストでも「よだれや食べこぼしが多い」のように日常語の「よだれ」で記述されているのもあり、「よだれ」で十分通じるはずです。

例

［1］Aさんは、最近、唾液が飲み込めず**流涎**が多くなってきた。
　⇨Aさんは、最近、唾液が飲み込めず**よだれ**が多くなってきた。
［2］脳梗塞の後、麻痺が残り、食事の際の**流涎**や食べこぼしが多くなった。
　⇨脳梗塞の後、麻痺が残り、食事の際の**よだれ**や食べこぼしが多くなった。

▶▶▶053 ［分泌物］

> わかりにくいことば　**耳垢**（じこう）
> ↓
> わかりやすいことば　**耳あか**

解説

ルビなしで「耳垢」と書かれていると、「じこう」か「みみあか」かわかりません。耳がつまって聞こえにくくなる病気に「耳垢塞栓(じこうそくせん)」というのがあります。そのため、医学用語として「耳垢」は言いかえられないと思っていたのですが、医師法の改正を伝えるテキストの文章の中に「耳あか」「耳あか塞栓」の語を見つけました。どうしても「じこう」でなければならないことではなさそうです。漢字だけだと、「みみあか」か「じこう」のどちらで読んだらいいのかわからないので迷いますが、日常語の「耳あか」なら読み方も意味もすぐわかります。

例

[1] 大量の**耳垢**が外耳(がいじ)に詰まっていると、聴力が低下して、音が聞こえにくくなります。
⇨大量の**耳あか**が外耳に詰まっていると、聴力が低下して、音が聞こえにくくなります。

[2] 医師以外の者には禁止されていた医療行為のうち、11項目が範囲外とされ、介護者も従事できることになりました。その中に**耳垢**の除去が含まれています。
⇨医師以外の者には禁止されていた医療行為のうち、11項目が範囲外とされ、介護者も従事できることになりました。その中に**耳あか**の除去が含まれています。

▶▶▶▶ 054 ［分泌物］

- わかりにくいことば　膿（のう）
  ↓
- わかりやすいことば　うみ

解説

　「膿」は「傷口が化膿してうみをもった」と言うときの「化膿」などに使われ、「うみ」を表します。「うみ」の専門用語が「膿」です。看護師が「膿の有無を観察すること」と指示したら、この「膿」の読み方は「ノウ」でしょう。「膿を持った湿疹ができていますね」と話しことばの中で使われていると、この場合、「のう」なのか「うみ」なのかわかりません。そうした混乱を防ぐためにも、この語は「うみ」に言いかえてほしいです。

例

［1］口腔ケアの際に、歯肉の色、出血・**膿**の有無などを観察します。
　　⇨口の中（→ 55 ページ）のケアの際に、歯ぐき（→ 54 ページ）の色、出血・**うみ**の有無などを観察します。
［2］首の周りに**膿**を持った湿疹ができています。
　　⇨首の周りに**うみ**を持った湿疹ができています。

▶▶▶ 055 ［分泌物］

わかりにくいことば　落屑（らくせつ）、落屑する
↓
わかりやすいことば　皮膚の粉、皮膚の粉が落ちる

解説

　むずかしいことばです。ルビがなければ読めないし、意味もわかりません。「乾燥で皮膚の落屑が見られた」と、ある介護のテキストにはあります。「落屑」というのは、カサカサに乾燥した皮膚から落ちたものです。「ふけ」のようなものですが、「ふけ」は頭の皮膚から落ちるもので、頭皮に限られています。乾燥した垢（あか）とも言えますが、「垢」は汚い印象を与えます。あれこれ考えると「皮膚の粉」がいちばん近いことばのようです。

例

[1] ベッド上に**落屑**が多い。
　　⇨ベッド上に**皮膚の粉**が多い。
[2] 脱いだねまきは**落屑**が落ちないように、すぐ内側に丸める。
　　⇨脱いだねまきは**皮膚の粉**が落ちないように、すぐ内側に丸める。
[3] 皮膚の表面が乾燥すると、**落屑する**。
　　⇨皮膚の表面が乾燥すると、**粉が落ちる**。

▶▶▶ 056 ［分泌物］

わかりにくいことば	帯下（たいげ）

↓

わかりやすいことば	おりもの

解説

　漢字はそれほどむずかしくないですが、読み方がわかりません。「タイゲ」と読めてもなんのことかわかりません。「帯下」とは、女性の生殖器から出る分泌物(ぶんぴつぶつ)のことです。以前は「こしけ」とも言っていましたが、現在は「おりもの」と言っています。日常のことばを使ってほしいです。

例

[1] **帯下**が増えたので、婦人科で見てもらったら、膣炎(ちつえん)と診断された。
　　⇨**おりもの**が増えたので、婦人科で見てもらったら、膣炎と診断された。
[2] **帯下**で汚れた下着を洗剤でよく洗う。
　　⇨**おりもの**で汚れた下着を洗剤でよく洗う。

▶▶▶ 057 ［関節の働き］

> わかりにくいことば　伸展（しんてん）、伸展する
> ↓
> わかりやすいことば　伸ばし、伸ばす

▶▶▶ 058 ［関節の働き］

> わかりにくいことば　屈曲（くっきょく）、屈曲する
> ↓
> わかりやすいことば　曲げ、曲げる

解説

　関節運動の一つで、専門的には「膝関節（しつかんせつ）の伸展を行う」「ひじを中間まで屈曲する」のように言います。一方で、介護のテキストに「ひざを伸ばす」「ひざを曲げる」「関節を伸ばす」「関節を曲げる」などと書かれていて、専門的にも十分通用するのですから、耳で聞いてすぐわかる「伸ばす」「曲げる」を使ってほしいです。

例

［1］ひざの関節運動には、**屈曲**と**伸展**などがあります。
　　⇨ひざの関節運動には、**曲げ**と**伸ばし**などがあります。
［2］足首に 0.5kg の錘（おもり）を巻き、**ひざの伸展を** 10 回行っていただく。
　　⇨足首に 0.5kg の錘を巻き、**ひざ伸ばしを** 10 回行っていただく。

▶▶▶ 059 ［その他］

わかりにくいことば 塗布(とふ)、塗布する
⬇
わかりやすいことば 塗る(こと)

解説

「塗布」は軟膏(なんこう)やクリームなどを塗ることです。『三国』には「塗る」の文章語と記されています。普通は「塗る」ですが、改まった硬い文章では「塗布」を使うということです。介護のテキストには「保湿クリームを塗布します」と「クリームを塗ります」と両方出ています。「トフ」という耳で聞いてもわからないことばより、普通の「塗る」を使ってほしいです。

例

[1] 皮膚の乾燥を防ぐために、保湿クリームを**塗布します**。
　　⇨皮膚の乾燥を防ぐために、保湿クリームを**塗ります**。
[2] 虫に刺されたあとに、化膿(かのう)予防の軟膏を**塗布する**。
　　⇨虫に刺されたあとに、化膿予防の軟膏を**塗る**。

▶▶▶ 060 ［その他］

わかりにくいことば	貼付（ちょうふ）する
↓	
わかりやすいことば	貼る・貼りつける

解説

　「チョウフ」と聞いても何のことかわかりません。またこの漢字を「テンプ」と読む人もいます。『三国』は「テンプ」を慣用読みとしています。どちらの読み方もあるということです。ますます混乱します。また、語の意味は「はりつけること」と記され、文章語となっています。普通は「貼る・貼りつける」を使い、改まった硬い文章では「貼付する」を使うということです。介護のテキストには、「写真を貼付する」「湿布を貼付する」のような用例があります。「写真を貼る」「湿布を貼る」でいいと思います。「貼る」は日常語ですが、くだけすぎる語でもなくて、「収入印紙を貼り付ける」のように法律用語としても使われています。「チョウフ」のような意味のわかりにくいことばではなく、わかりやすい「貼る」「貼りつける」を使ってほしいです。

例

[1] 障害者手帳に顔写真を**貼付する**。
　　⇨障害者手帳に顔写真を**貼りつける**。
[2] 少しはれがあるので、湿布を**貼付して**様子を見ることにした。
　　⇨少しはれがあるので、湿布を**貼って**様子を見ることにした。

061 ［その他］

わかりにくいことば	微温湯（びおんとう）
↓	
わかりやすいことば	ぬるま湯

解説

「ビオントウ」と耳で聞いてもわかりません。「ぬるま湯」のことです。「洗剤をぬるま湯でとく」「ぬるま湯につかったよう」など、「ぬるま湯」はよく使いますが、「微温湯」を日常生活で使うことはありません。『三国』では「微温湯」は文章語となっています。つまり、改まった文章では使われますが、「調味料を微温湯でとかしてください」など普通の会話では使わないことばだということです。介護の世界では特に改まった文章語を使う必要はなく、だれにもすぐわかることばを使ってほしいです。

例

[**1**] 弱酸性の洗浄剤をよく泡立てて使い、**微温湯**で泡を洗い流します。
　⇨弱酸性の洗浄剤をよく泡立てて使い、**ぬるま湯**で泡を洗い流します。
[**2**] おむつ交換をするときは、**微温湯**で陰部を洗います。
　⇨おむつ交換をするときは、**ぬるま湯**で陰部を洗います。

062 ［その他］

> わかりにくいことば　罹患（りかん）
> ↓
> わかりやすいことば　（病気に）かかる

解 説

　まず、「罹患」の読み方がむずかしいです。「病気にかかる」ことです。「結核に罹患する／かかる」と、どちらも同じように使えます。となると、読むことも書くこともむずかしい「罹患」よりも「病気にかかる」と言いかえたくなります。

　この語は、「罹患率」や「年間の罹患者の統計」など、公的な資料の中の用語としてよく使われます。こうした複合語の場合は言いかえられませんが、単独で使われる場合は「（病気に）かかる」を使ってほしいです。

例

［1］Aさんは重症の喘息（ぜんそく）に**罹患し**、発作に苦しんでいる。
　　⇨Aさんは重症の喘息に**かかり**、発作に苦しんでいる。

［2］感染症が流行しているときは、**罹患**のおそれがあるので、外出は控えた方がいい。
　　⇨感染症が流行しているときは、**病気にかかる**おそれがあるので、外出は控えた方がいい。

III

外来語編

▶▶▶ 001 ［介護・福祉の考え方］

> **わかりにくいことば** ソーシャルインクルージョン（social inclusion）
>
> ⬇
>
> **わかりやすいことば** 社会的包摂（しゃかいてきほうせつ）・社会的包み込み

解説

「ソーシャルインクルージョン」と聞いても、どういうことかわからない人は多いでしょう。「ソーシャル」は外来語としても普及していますが「インクルージョン」がなじみがないからです。「インクルージョン」とは「含めること、包み込むこと」で、このことばの考え方は、「すべての人を社会の一員として包み込み、共に支え合う」ことです。これを1語で言うのはむずかしいですが、「社会的包摂」と言いかえてみました。「包摂」がむずかしいので「社会的包み込み」という案も考えました。この考え方は、さらに進むともっとわかりやすい「共生」「共助」につながるかもしれません。なお、新聞記事にも「多様な生き方を受け入れ、認め合う社会を目指す［中略］社会的包摂を政策にかかげたもの」など「社会的包摂」の使用例が見られます（毎日 2015.2.20 夕刊）。

例

[1] 最近では**ソーシャルインクルージョン**という理念の下に、すべての人々が平等に教育を受けたり、生活できる社会を築くことが目標となっている。
⇨最近では**社会的包摂**という理念の下に、すべての人々が平等に教育を受けたり、生活できる社会を築くことが目標となっている。

[2] **ソーシャルインクルージョン**は、高齢者も障害者も外国籍の人も、あらゆる人を包み込む地域のあり方を言い表わしている。
⇨**社会的包み込み**は、高齢者も障害者も外国籍の人も、あらゆる人を包み込む地域のあり方を言い表わしている。

▶▶▶ 002 ［介護・福祉の考え方］

> **わかりにくいことば** アカウンタビリティ（accountability）
> ↓
> **わかりやすいことば** 説明責任

解説

　たとえば、介護の現場では身体拘束(しんたいこうそく)は禁止されています。介護される人に精神的・肉体的苦痛を与えるからです。それでも、どうしても拘束せざるを得なくなって、その理由が正当であれば認められます。やむをえず拘束した場合、その理由や、方法、期間、また、その解除の時期などを本人や家族に説明する責任があります。そのことを介護のテキストでは「アカウンタビリティ」と言っています。その他、障害者を支援するときなど、相手との信頼関係を築くための大切な手続きとして「アカウンタビリティ」の語は使われています。

　近年、行政や企業の分野でも使われるようになっています。新聞記事では「我が国の場合すべての関係者に活動の実態を説明するというアカウンタビリティ（説明責任）に対する認識が欠如している」（朝日 2014.12.12）というのも見られます。

　国立国語研究所から出された『外来語　言い換え手引き』にも、この語は収められていて、「1990 年代半ばから、よく使われるようになった語。2000 年代になって『説明責任』と言いかえることが一般になりつつある」と記されています。介護でも「説明責任」に言いかえましょう。

例

[1] 身体拘束については、当事者や家族への**アカウンタビリティ**としても、拘束の必要性や、状況、拘束の時間など、十分に説明する必要がある。
　⇨身体拘束については、当事者や家族への**説明責任**としても、拘束の必要性や、状況、拘束の時間など、十分に説明する必要がある。

[2] たとえば視覚障害者とのかかわりで、単なる言語による説明だけで

なく実際に触れて確認してもらい、障害者に安心してもらえるような配慮をすることが介護職としての**アカウンタビリティ**です。
⇨たとえば視覚障害者とのかかわりで、単なる言語による説明だけでなく実際に触れて確認してもらい、障害者に安心してもらえるような配慮をすることが介護職としての**説明責任**です。

003 [介護・福祉の考え方]

> **わかりにくいことば** アウトリーチ(out reach)
> ↓
> **わかりやすいことば** 支援普及活動

解説

「アウトリーチ」という外来語は、日本語としてまだなじみが薄く、その意味がよくわかりません。このことばの意味は、自分から支援や保護を求めたり訴えたりできない人がいる場合に、福祉の担当者がその人たちのところへ出向いて、援助を求める方法を指導したり、直接援助したりすることです。

また、たとえば大学の活動などで、長く入院していたり被災地で不自由な生活をしたりしている人のところへ、音楽専攻の学生たちが出向いて演奏活動をするような場合にも使われます。こうした活動を新聞では「出張サービス」とか、「出前支援」などと表現している例もあります。介護の世界では、ある特定の対象者に対する支援を普及する活動ですので、「支援普及活動」という言い方を提案します。

例

[1] ケアマネジャーや社会福祉士は、事業所でただ待っているだけではなく、積極的に出かけて行って**アウトリーチ**を行い、支援を必要とする人びとを発見することが重要である。
⇨ケアマネジャーや社会福祉士は、事業所でただ待っているだけではなく、積極的に出かけて行って**支援普及活動**を行い、支援を必要とする人びとを発見することが重要である。

[2] 相談支援事業者は、行政に代わって**アウトリーチ**をしながら、生活実態を把握していきます。
⇨相談支援事業者は、行政に代わって**支援普及活動**をしながら、生活実態を把握していきます。

004 [介護・福祉の考え方]

> **わかりにくいことば** アドボカシー（advocacy）
> ↓
> **わかりやすいことば** 代弁

解説

　英語のadovocacyの意味は「支持・味方・代弁・援護・提唱・鼓吹（こすい）・唱道（しょうどう）」などたくさんあります。Mary is my best advocacy（＝マリーはわたしのいちばんいい代弁者だ）のようにも使います。新聞では「政策提言（アドボカシー）」のような使い方もあります。

　介護の世界では、自分の権利や援助してほしいことを言えない障害者などに代わって、援助者がそれを主張して要求を満たすことです。また、地域に必要なサービスが不足している場合には、市町村にそのサービスを求めたりすることです。

例

[1] このNPOは、意思を表現することが難しい高齢者に代わって、さまざまな権利擁護や**アドボカシー**活動を行っています。
　⇨このNPOは、意思を表現することが難しい高齢者に代わって、さまざまな権利擁護や**代弁**活動を行っています。

[2] 法的な**アドボカシー**とは、弁護士などの法律の専門家が障害者の法的な権利擁護活動を行うことです。
　⇨法的な**代弁**とは、弁護士などの法律の専門家が障害者の法的な権利擁護活動を行うことです。

▶▶▶ 005 ［介護・福祉の考え方］

> **わかりにくいことば** エイジズム（ageism）
> ↓
> **わかりやすいことば** 高齢者差別

解説

　英語の ageism をそのままカタカナにした語です。ageism は sexism（セクシズム）、racism（レイシズム）などと同様、それぞれの分野での「差別」を表すことばです。日本語では、sexism は「女性差別」、racism は「人種差別」と訳語ができて、そちらの語を使っているのに、agism は訳語を作らずカタカナ語にしているのは怠慢と言えそうです。

　直訳では「年齢差別」になりますが、「年齢差別」とすると、どの年齢に対する差別かはっきりしません。年齢が高くなって障害などが出てきたり、できないことが多くなったりしたときに受ける差別ですから、差別を受ける人がはっきりわかる「高齢者差別」の方が適当でしょう。

例

[1] 高齢者を、「高齢だから頑固だ」「高齢者は地味で目立たない服装がいい」などと決めつけるのは、**エイジズム**のひとつです。
　⇨高齢者を、「高齢だから頑固だ」「高齢者は地味で目立たない服装がいい」などと決めつけるのは、**高齢者差別**のひとつです。

[2] 新しいことへの挑戦を「高齢者だから」とあきらめてしまうことは、高齢者自身が**エイジズム**を受け入れていることになります。
　⇨新しいことへの挑戦を「高齢者だから」とあきらめてしまうことは、高齢者自身が**高齢者差別**を受け入れていることになります。

Ⅲ 外来語

▶▶▶ 006 ［介護と介護者］

> **わかりにくいことば** フェイスシート（face sheet）
> ↓
> **わかりやすいことば** 基本情報シート

解説

　Aさんがある介護施設に入所するとします。そのとき、施設にとってまず必要なのがAさんの年齢や住所、家族構成、病気の有無など、Aさんのことを知るための情報です。Aさんが、他の機関の治療や介護を受けるときや、介護保険を適用するときに、いちばん基本になるいわば個人情報です。

　一般に「フェイスシート」の語は、何かの調査をするときによく使われます。調査を整理して分析するのに必要な、被調査者の個人の情報です。たとえば、方言調査をするとします。その被調査者の年齢、どこで言語形成期を過ごしたか、今までどこに住んだか、その方言を話す相手はだれか、などの情報を書いてもらったり、調査する側で聞き取って記入したりするのが「フェイスシート」です。

　医師の側の患者の記録を「フェイスシート」と言う人もいるようです。全く違うのですが、化粧のときに顔を拭く紙も「フェイスシート」です。

　介護で使われている「フェイスシート」は調査などで使うものと似ていますが、化粧用の紙とは異なります。それらと区別し、利用者の個人の情報を書く紙であることがわかることばとして「基本情報シート」を提案します。

例

[1] 施設に入所する場合は、まず、**フェイスシート**に、プロフィールや生活歴など個人の情報を記入します。
　⇨施設に入所する場合は、まず、**基本情報シート**に、プロフィールや生活歴など個人の情報を記入します。

[2] 介護記録の主なものとして、**フェイスシート**、検温表、生活記録、カンファレンス記録などがあります。
⇨介護記録の主なものとして、**基本情報シート**、検温表、生活記録、カンファレンス記録などがあります。

▶▶▶ 007 ［介護と介護者］

わかりにくいことば トランスファー（transfer）
↓
わかりやすいことば 移乗・移乗介助

解説

　介護では、利用者がベッドから車いすに乗り移ること、またその介助を「トランスファー」「移乗」と言っています。「トランスファー」は本来「移る・動く・転じる」という意味のことばですから、一般にはデータや技術を移すことを指して「データ・トランスファー」「スキル・トランスファー」などと言います。また物を移すための車両を「トランスファークレーン」とも言います。そうした一般の社会で使われる意味と区別するために、ここでは「移乗」「移乗介助」を言いかえ語として出します。

　なお、「移乗」も一般の人が耳で聞くと「イジョウ＝以上・異常・委譲」などと他のことばを連想するので、わかりにくいことばとも言えます。ですが、この語は介護する人にとってもされる人にとっても大事な日常的な動作を表し、現場では「移乗」なしでは介護は始まりません。そのため、わかりにくさが残りますが、「トランスファー」よりはわかりやすいことばとして「移乗・移乗介助」を提案することにします。

例

［1］Aさんは、少し手助けすればベッドから車いすへの**トランスファー**ができます。
　⇨Aさんは、少し手助けすればベッドから車いすへの**移乗**ができます。

［2］車いすとベッドの高さや位置、距離の関係が、スムーズに**トランスファー**できるようになっているか確認してください。
　⇨車いすとベッドの高さや位置、距離の関係が、スムーズに**移乗**できるようになっているか確認してください。

▶▶▶▶ 008 ［介護と介護者］

> **わかりにくいことば** ADL（エーディーエル）
> ↓
> **わかりやすいことば** 日常基本動作・日常生活動作

解説

　ADLは、Activities of Daily Living＝「日常生活の活動・動作」の略語です。「日常基本動作」「日常生活動作」と言いかえることができます。介護は、介護を受ける人が、食事や排泄、入浴などの自分の日常の基本的な動作をどれくらいできるのか、できないのかによって決まってきます。

　こうした、介護のためのいちばん基本的な情報がADLで示されます。引き継ぎにも「ADLの低下が心配」、「○○さん、初入所のため、ADL情報をよく読んでください」などと、「ADL」がそのまま使われています。介護現場では普通に使われることばですが、その意味を確認するためにも「日常基本動作」「日常生活動作」を使ってほしいです。

例

[**1**] 介護を始めるには、まず、利用者の障害の種類・程度、**ADL**などの情報を収集することである。
　　⇨介護を始めるには、まず、利用者の障害の種類・程度、**日常基本動作**などの情報を収集することである。

▶▶▶ 009 ［介護と介護者］

> **わかりにくいことば** リロケーションダメージ
> （relocation damage）
> ↓
> **わかりやすいことば** 転居障害

解説

　耳慣れない外来語です。認知症の症状の一つに、自分が現在いる位置がどこなのかわからなくなって不安になり、うろうろ動き回るということがあります。特に見知らぬ場所に出向いたときは、見覚えのない風景ばかりでその不安は大きく、パニック状態になることもあります。

　「リロケーション」とは「移転」の意味で、「リロケーションダメージ」というのは、高齢者が、施設に入ったり子どもの近くに引っ越したりすることによって環境が大きく変わったため、不安やストレスを引き起こして、認知症になったり軽かった認知症の症状が重くなったりすることです。要するに、転居することによって受ける精神的・身体的・社会的な痛手のことです。あえて、「リロケーションダメージ」という新しいことばを使う必要はありません。どうしても症状として言わなければならないときは「転居障害」がよさそうです。

例

[1] Aさんは、初めは、特別擁護老人ホームへの入所による**リロケーションダメージ**も少なく、精神の不安定さは感じられなかった。
　⇨ Aさんは、初めは、特別擁護老人ホームへの入所による**転居障害**も少なく、精神の不安定さは感じられなかった。

▶▶▶ 010 ［介護と介護者］

わかりにくいことば ターミナルケア（terminal care）
↓
わかりやすいことば 看取りケア

解説

「ターミナル」は「終着駅」の意味の外来語として、すでに定着していることばです。「駅前のバスターミナルで高速バスに乗る」など普通に耳にすることばでしょう。「ターミナルデパート」「ターミナルステーション」のようなことばもあります。

医療や介護では、こうした一般の意味から派生して、人生の終着駅の意味から、「終末期」のこととして使われます。「ターミナルケア」はその時期のケアのことで、介護のテキストには「終末期ケア」「終末期介護」「終末期医療」のようにいろいろに訳して使われています。ことばに微妙なちがいはありますが、結局同じケアのことですから用語も統一してほしいです。

ここでは「看取り」のことばを使って「看取りケア」を提案したいと思います。本来の日本語である「看取り」の方が、中国語から借用した「終末期」より、聞いてわかりやすいからです。

例

[1] **ターミナルケア**とは、病気や老衰などで回復の可能性がなくなった人に対して、亡くなるまでの期間、その人の苦痛や、心配事や死のおそれと一緒に向き合いながら支えていくケアのことです。
⇨**看取りケア**とは、病気や老衰などで回復の可能性がなくなった人に対して、亡くなるまでの期間、その人の苦痛や、心配事や死のおそれと一緒に向き合いながら支えていくケアのことです。

▶▶▶ 011 ［介護と介護者］

わかりにくいことば グリーフケア（grief care）
↓
わかりやすいことば 悲しみのケア

解説

　介護の世界でも比較的新しいことばです。介護の中心は、高齢で日常生活が不自由な人や、障害がある人の生活を支援することですが、その周辺の問題にも目が向けられるようになってきた結果生まれたことばです。たとえば、妻を亡くして寂しくてたまらず、夕暮れになると涙が出るというような夫の悲しみに寄り添うことを「グリーフケア」と言います。専門職の人の間では定着しつつあるようですが、グリーフ（悲しみ・悲嘆）というカタカナ語は、日本語の中で普及しているとは言えません。「両親を亡くしてグリーフに暮れる」とも、「グリーフを紛らすために酒を飲む」とも言いません。
　「〇〇さんのご家族のグリーフケアが必要です」と言われても、「それ、なんのこと？」と言う人もいるかもしれません。それよりも、その意味がすぐに伝わる、「悲しみのケア」を使ってほしいです。

例

[1] 介護職の行う**グリーフケア**は、まず遺族へねぎらいのことばをかけて、悲しみを共有するよい聞き手になることです。
　⇨介護職の行う**悲しみのケア**は、まず遺族へねぎらいのことばをかけて、悲しみを共有するよい聞き手になることです。
[2] 心の準備がないまま看取ったような場合、家族の落胆や動揺はきわめて深刻である。看取り終えた後の家族への十分な**グリーフケア**が必要である。
　⇨心の準備がないまま看取ったような場合、家族の落胆や動揺はきわめて深刻である。看取り終えた後の家族への十分な**悲しみのケア**が必要である。

▶▶▶ 012 ［介護と介護者］

わかりにくいことば レスパイトケア（respite care）

↓

わかりやすいことば 共倒れ防止ケア

解説

　介護の世界では、今までずっと、高齢者や障害者など介護される人の側に立って、その介護の質をよくすることが論じられてきました。超高齢化社会の進展とともに、介護を必要とする人がどんどん増えて、介護が特別のことではなくなってくると同時に、介護する側のことに目が向き始めました。介護する人が介護疲れなどから介護を続けられなくなるなどして、共倒れになる前に介護する人のケアが必要だということがわかってきました。こうして、respite レスパイト（休息）ケアの語が生まれました。とても重要なケアですが、外来語の「レスパイト」がまだ普及していないのでそのままカタカナ語にすると、意味がわからなくなります。ここでは、介護者も倒れないようにしないと大変だという、この用語を生んだ根本理由に戻って「共倒れ防止ケア」という言いかえ語を提案します。

例

[1] 家族が介護を続けていくためには、介護を必要とする人の短期入所や、自宅へホームヘルパーを派遣するなどの、**レスパイトケア**が欠かせません。

　⇨家族が介護を続けていくためには、介護を必要とする人の短期入所や、自宅へホームヘルパーを派遣するなどの、**共倒れ防止ケア**が欠かせません。

[2] 認知症の母親の介護に疲労のみえるＣさんに、ケアマネジャーは**レスパイトケア**を勧めた。

　⇨認知症の母親の介護に疲労のみえるＣさんに、ケアマネジャーは**共倒れ防止ケア**を勧めた。

013 ［介護と介護者］

> **わかりにくいことば** ネグレクト(negrect)
> ↓
> **わかりやすいことば** 介護放棄(かいごほうき)

解説

　この語は、本来は「怠る・拒否する・なおざりにする」の意味の外来語として使われていましたが、90年代後半から、親が乳幼児の養育を放棄する「育児放棄」を指す語「育児ネグレクト」として使われるようになりました。介護はもともと家族がになっていて、ときには離れの部屋に寝かせたまま介護を放棄するケースもありましたが、社会的に注目を集めるほどではありませんでした。育児放棄がクローズアップされ、それに引き続いて、介護に疲れた家族が、絶望した末に、高齢者に暴力を加えたり、介護を放棄したりする事態が注目されるようになりました。事態を重く見て2005年には「高齢者虐待防止法」も制定されました。ここに示される虐待の一つが、介護をしないで放置する「ネグレクト」です。「介護放棄」と全く同じことですから、カタカナ語を使う必要はありません。

例

[1] 高齢者に食事を与えない、長い時間世話をしないで放っておく、などの**ネグレクト**の防止が急務です。
　⇨高齢者に食事を与えない、長い時間世話をしないで放っておく、などの**介護放棄**の防止が急務です。

[2] 虐待の一種である**ネグレクト**の結果、利用者の生活環境が悪くなり、健康上に支障をきたす場合があります。
　⇨虐待の一種である**介護放棄**の結果、利用者の生活環境が悪くなり、健康上に支障をきたす場合があります。

▶▶▶ 014 ［介護と介護者］

> わかりにくいことば　エビデンス（evidence）
> ↓
> わかりやすいことば　根拠（こんきょ）

解説

　最近「エビデンスを示して説明する」のように使われることが多くなっています。研究発表でも「エビデンスに基づいて判断した」のように使われています。しかし「エビデンス」の訳語として「根拠」があり、「根拠」自体もわかりやすいことばです。介護の現場でも「根拠に基づいて判断した」のように表現したら、だれにでもわかるでしょう。

例

［1］個人の思いつきや思い込みで判断するのではなく、実践の過程で得られた情報や認識を、**エビデンス**として共有し、活用するように努める。
　　⇨個人の思いつきや思い込みで判断するのではなく、実践の過程で得られた情報や認識を、**根拠**として共有し、活用するように努める。
［2］介護者は、自分の行ったケアが正確に確認できるように、利用者の状態をわかりやすく記載し、**エビデンス**として記録を残すことが重要である。
　　⇨介護者は、自分の行ったケアが正確に確認できるように、利用者の状態をわかりやすく記載し、**根拠**として記録を残すことが重要である。

Ⅲ 外来語

▶▶▶ 015 ［介護と介護者］

> **わかりにくいことば** エンパワメント（empowerment）
> ↓
> **わかりやすいことば** 持っている力を引き出すこと・自己啓発・能力強化

解説

　この語は、女性の社会進出を励まし力づけることばとして、1995年に開かれた国連の北京女性会議のころに盛んに使われました。本来の意味は、「問題解決能力をつけていくこと」ですが、同時に「人びとに夢や希望を与え、勇気づけ、本来持っているすばらしい力を湧き出させ、人生の主役として輝いて生きるようにすること」です。

　介護の世界では介護を受ける人や障害者が、守られ助けられるだけの受け身の存在ではなく、自分で自分の人生を切り開く力を持つようになるための勇気づけが必要だとして、「エンパワメント」の語が使われます。しかし、意味の範囲が広いため、使う人も聞く人もあいまいになることは免れません。むしろ、「持っている力を引き出すこと」の意味の中で、「励ます」「力づける」「希望を与える」「自己啓発」「能力強化」など、その場に応じたことばで表現してみましょう。

例

[1] ケアマネジメントにとって重要なことは、利用者自身が問題解決能力をつけていく**エンパワメント**を尊重することです。
　⇨ケアマネジメントにとって重要なことは、利用者自身が問題解決能力をつけていく**自己啓発**を尊重することです。

[2] 介護者は、障害のある人々を守り助けるだけではなく、その目標を障害のある人々自身の**エンパワメント**に置いてかかわります。
　⇨介護者は、障害のある人々を守り助けるだけではなく、その目標を障害のある人々自身の**持っている力を引き出す**ことに置いてかかわります。

▶▶▶ 016 ［介護と介護者］

わかりにくいことば アサーション・アサーティブ
（assertion・assertive）
⬇
わかりやすいことば （わかり合える）自己表現

解説

　外来語としてまだなじみが薄く、わかりにくいことばです。英語の辞書を引くと assertion は「主張、断言」と出ていますので、英語に堪能な人は、「アサーティブな人」と聞くと、「自己主張の強い人」のように理解するでしょう。ところが、介護で使われることばは、そうではありません。アルベルティという心理学者が主張した考え方で、自己表現の中には、自己主張のない表現、攻撃的な自己表現、アサーティブな自己表現（＝アサーション）の三つがあるというのです。そして、アサーティブな自己表現とは、一方的な自己主張ではなく、親和的なコミュニケーションをするための自己表現で、相手を傷つけずに、しかも、自分の考えをはっきり言うことなのです。一般の意味と大きくずれているので、カタカナ語のままでは真意が伝わらないおそれがあります。言いかえ語としては「自己表現」がいちばん近いのですが、単に「自己表現」と言いかえるだけでなく、それぞれの場面にふさわしい説明とともに使う必要があります。たとえば、断定的・独断的な自己表現ではないことを表すために、「互いにわかり合える自己表現」のように使ったらどうでしょうか。

例

［1］精神障害のある人と対等に話し合うためには、相手が受け入れやすいように相手の気持ちを尊重しながら自分の主張を伝えていく、**アサーティブな表現**を身につける必要がある。
　⇨精神障害のある人と対等に話し合うためには、相手が受け入れやすいように相手の気持ちを尊重しながら自分の主張を伝えていく、**わかり合える自己表現**を身につける必要がある。

▶▶▶ 017 ［介護と介護者］

> **わかりにくいことば** ラポール（rapport）
> ↓
> **わかりやすいことば** 共感関係

解説

臨床心理学のことばです。カウンセラーと相談者との間に、互いに信頼し合い、安心して交流を行うことができる関係ができている状態のことを言います。この関係ができていないと、相談者も本当のことを言えないので、相談の効果があがらないのです。

認知症高齢者の場合も、いろいろな人生経験の中で人間不信に陥っていることが多く、そうした利用者と接するときにも求められる関係です。

「信頼関係」と訳されることもありますが、信頼するためにはお互いのことを理解し共感することが必要なので、「共感関係」を選びました。

例

[1] 相談に来たAさんは、心理的距離が縮まって**ラポール**が成り立ったころ、障害をもつ子の将来が心配だとぼつぼつと話し始めました。
⇨相談に来たAさんは、心理的距離が縮まって**共感関係**が成り立ったころ、障害をもつ子の将来が心配だとぼつぼつと話し始めました。

[2] 利用者の重く辛い体験は、援助者の共感と支援が保証され、**ラポール**が築かれて初めて語られます。
⇨利用者の重く辛い体験は、援助者の共感と支援が保証され、**共感関係**が築かれて初めて語られます。

▶▶▶ 018 ［介護と介護者］

> **わかりにくいことば** バーンアウト（burn out）
> ↓
> **わかりやすいことば** 燃え尽き

解説

　この語は、アメリカの医療関係者（中でも看護師やカウンセラー）が、一生懸命に患者の治療や看護に尽くしても患者の病気は治らない、これは自分の献身や努力が足りないせいだ、と思い込んでしまい、無力感に陥り、精神を病む人が出てきたのを捉えて名づけられました。木が燃え尽きてしまった——burn out というわけです。日本でも同じような症状の人が医療・看護・介護福祉関係者の中にあらわれ、そのまま burnout syndrome ＝「バーンアウトシンドローム」ということばが使われ始めました。次第に訳語がついて「燃え尽きシンドローム」となり「燃え尽き症候群」となってきました。現在では、医療や介護関係者だけでなく、「県内の教職員のうち、2割がバーンアウト（燃え尽き症候群）になる恐れがある」（朝日 2013.11.22）など、同じような症状の人がさまざまな職場に見られるようになってきています。

　この症状になったとき、「バーンアウトした」と言うのと「燃え尽きた」と言うのと、どちらがわかりやすいか比べてください。「燃え尽き症候群」の「燃え尽き」は名詞形ですが、もともとは動詞なので、「燃え尽きそう」「燃え尽きないように」「燃え尽きてしまった」などいろいろに使えるという面でも、「バーンアウト」より適していると言えます。

例

[1] 今まで熱心に仕事などに打ち込んでいた人が、突然燃え尽きたように無気力状態になってしまうことを**バーンアウト症候群**と言います。
　⇨今まで熱心に仕事などに打ち込んでいた人が、突然燃え尽きたように無気力状態になってしまうことを**燃え尽き症候群**と言います。

[2] **バーンアウト症候群**になりやすい人の性格の特徴には「完璧主義」

「一途になりやすい」「猛烈に頑張る」などがあります。

⇨ **燃え尽き症候群**になりやすい人の性格の特徴には「完璧主義」「一途になりやすい」「猛烈に頑張る」などがあります。

▶▶▶ 019 ［人生の段階］

> **わかりにくいことば** ライフステージ（life stage）
> ⬇
> **わかりやすいことば** 人生の段階

解説

「ライフコース」「ライフスタイル」など、似た語が多いのですが、人生のいくつかの段階ごとの区切りを示すことばなので、そのまま訳語にして「人生の段階」にした方がわかりやすいでしょう。

例

［1］**ライフステージ**を4段階に分けると、小児期、青年期、壮年期、老年期になる。
 ⇨**人生の段階**を4段階に分けると、小児期、青年期、壮年期、老年期になる。

［2］障害のある人の支援は、それぞれの**ライフステージ**に応じて最も適切な方法を選ぶ必要がある。
 ⇨障害のある人の支援は、それぞれの**人生の段階**に応じて最も適切な方法を選ぶ必要がある。

▶▶▶ 020 ［人生の段階］

> わかりにくいことば　**リビングウイル**（living will）
> ↓
> わかりやすいことば　**生前意思表示**

解説

「尊厳死」と結びつけている介護のテキストもあります。新聞にも、「リビングウイル（尊厳死の宣言書）」（朝日 2014.7.22）とありました。しかし、「尊厳死」と「リビングウイル」は違います。「尊厳死」は延命のために人工栄養や人工呼吸器などの医療装置につながれることを拒み、人としての尊厳を保ちながら死を迎えることです。

「リビングウイル」は、病気の回復が不可能になり、自分で判断することもできなくなった場合を想定して、そうなった場合にどういう治療を望むか、どうしてほしいかを、書き残しておくことです。「リビングウイル（生前の意思）」（毎日 2014.2.25）という記事もありますが、原語の意味は、「意思」そのものではなくて、「意思を示すこと・書いたもの」です。これに近い訳語として「生前意思表示」を提案します。なお、尊厳死の英語は death with dignity です。

例

[1] **リビングウイル**とは、介護を受けている人自身が、死の迎え方について自己決定し、それを示すことである。
　⇨ **生前意思表示**とは、介護を受けている人自身が、死の迎え方について自己決定し、それを示すことである。

[2] 意思の判断が確かなうちに、**リビングウイル**の形で延命治療を望むかどうかなどを確認しておく。
　⇨ 意思の判断が確かなうちに、**生前意思表示**の形で延命治療を望むかどうかなどを確認しておく。

▶▶▶ 021 [介護用具・補助具]

わかりにくいことば
アームサポート・アームレスト
(arm support・arm rest)

↓

わかりやすいことば
ひじかけ・ひじ置き→下図①

▶▶▶ 022 [介護用具・補助具]

わかりにくいことば
バックサポート・バックレスト
(back support・back rest)

↓

わかりやすいことば
背もたれ→下図②

▶▶▶ 023 [介護用具・補助具]

わかりにくいことば
フットサポート・フットレスト
(foot support・foot rest)

↓

わかりやすいことば
足置き→下図③

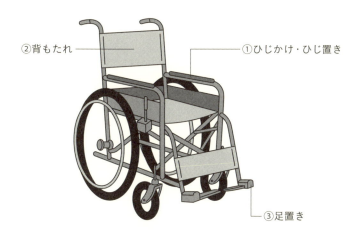

②背もたれ ①ひじかけ・ひじ置き ③足置き

解説

　車いすの部分の名前です。「アームサポート」と聞いて、骨折した腕を固定する板のような物を想像をする人もいるのではないでしょうか。「フットサポート」も同じです。足をどうサポートするのか、わかりません。運動選手が足をかばうために何か巻くような物でしょうか、骨折した足を支えるための添え木のようなものでしょうか。「バックサポート」はもっとわかりにくいです。後ろを支える物ってなんだろうと悩んでしまうのではないでしょうか。これらはどれも車いすの部分の名前で、ある介護福祉士養成のテキストでは、①の部分が「アームサポート」、②が「バックサポート」、③が「フットサポート」となっています。また、別の出版社のテキストでは、①を「アームレスト」、②を「バックレスト」、③を「フットレスト」と呼んでいます。

　絵を見ながら、普通のソファやいすの部分に当てはめてみましょう。①は「ひじかけ」、②は「背もたれ」でしょう。車いすもいすに車をつけた物ですからそれでいいでしょう。③はソファやいすにはありませんから、別の家具や道具で同じ機能の物を思い出してみましょう。ソファと一緒に使う「足置き台」のようなものです。車いすには台はありませんから、「台」を除いて「足置き」がいいでしょう。

　「背もたれ」「ひじかけ」「足置き」だけでは、ソファなどと区別がつかない、何の背もたれかわからない、というときは「車いすの背もたれ」「車いすのひじかけ」と言えばいいでしょう。

　なお、原語との関係も気になります。英語で使われている語をそのままカタカナにしたのだろうと思いますが、アメリカ・イギリスの車いすの会社のホームページを見ると、①は arm rest、②は back rest、③は foot rest となっていて、support（サポート）ということばは見つかりませんでした。

例

[1] 車いすには、介助がしやすいように、**アームサポート**が取り外せるタイプの物があります。
　　⇨車いすには、介助がしやすいように、**ひじかけ**が取り外せるタイ

プの物があります。
[2] 背骨が変形したりして、車いす上で安定した姿勢が保てないときは、クッションや**バックサポート**などで体を安定させます。
⇨背骨が変形したりして、車いす上で安定した姿勢が保てないときは、クッションや**背もたれ**などで体を安定させます。
[3] 車いすで食べるときは、いすで食べるときと同じように足を**フットレスト**から下ろしてかかとがしっかり床につくようにします。
⇨車いすで食べるときは、いすで食べるときと同じように足を**足置き**から下ろしてかかとがしっかり床につくようにします。

▶▶▶ 024 ［介護用具・補助具］

- わかりにくいことば： ボタンエイド（button aid）
- ↓
- わかりやすいことば： ボタン用補助具

▶▶▶ 025 ［介護用具・補助具］

- わかりにくいことば： ソックスエイド（socks aid）
- ↓
- わかりやすいことば： 靴下（くつした）用補助具

▶▶▶ 026 ［介護用具・補助具］

- わかりにくいことば： ドレッシングエイド（dressing aid）
- ↓
- わかりやすいことば： 衣服用補助具

解説

「〜エイド」の「エイド」は英語のaidのことで、何かを助けるという意味です。つまり「エイド」の前にくる物を補助する用具のことです。そこで、「ボタンエイド」は「ボタン用補助具」、「ソックスエイド」は「靴下用補助具」、「ドレッシングエイド」は「衣服用補助具」に言いかえたいと思います。また、ここでは「補助具」としましたが、こうした道具を扱っているメーカーのホームページなどでは、「自助具」の語が多くなっています。

利用者や障害者の「自立」が奨励（しょうれい）されるようになり、「障害者自立支援法」「障害者総合支援法」などもできて、「自助」のことばが多くなっているようです。同じものを「補助具」と言ったり「自助具」と言ったりで、また紛らわしいですが、法律や制度と共にことばが変わる例を目の当たりにしているわけです。ここでは自分でできるようにする「自助

具」のほかに、他人が使う「補助具」もあると思われるので、広い意味の「補助具」を選びました。

例

[1] 衣服は、着脱しやすく動きやすいものを選び、着るときには、**ボタンエイド**などを活用します。
　⇨衣服は、着脱しやすく動きやすいものを選び、着るときには、**ボタン用補助具**などを活用します。

[2] Bさんは肩の関節に障害があるが、**ソックスエイド**を利用すれば靴下も自分ではける。
　⇨Bさんは肩の関節に障害があるが、**靴下用補助具**を利用すれば靴下も自分ではける。

[3] Aさんは片腕が不自由だが、**ドレッシングエイド**を使えば、衣類を引っかけたり上げ下げしたりできる。
　⇨Aさんは片腕が不自由だが、**衣服用補助具**を使えば、衣類を引っかけたり上げ下げしたりできる。

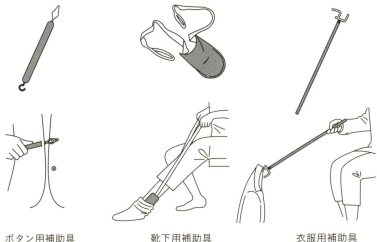

ボタン用補助具　　　　　靴下用補助具　　　　　衣服用補助具

▶▶▶ 027 ［介護用具・補助具］

> わかりにくいことば　リーチャー（reacher）
> ↓
> わかりやすいことば　物をつかむ補助具

解説

「体に障害がある人がリーチャーを使えば、できることが増える」と言われても、どういうもので何をするのかわかりません。なんらかの体の障害によって少し離れた所の物が取れない場合などに、先端に物をつかむ機能のついた棒を用いて、リーチ（reach）する物だから「リーチャー」なのでしょう。

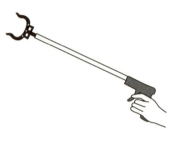

大事な道具ですから、だれにでもわかる名前をつけてほしいです。少し長くなりますが、「物をつかむ補助具」を提案します。

例

［**1**］足の不自由な A さんは、**リーチャー**を使って、取りたい物を引き寄せている。
　⇨足の不自由な A さんは、**物をつかむ補助具**を使って、取りたい物を引き寄せている。

▶▶▶ 028 ［介護用具・補助具］

わかりにくいことば ディスポーザブル（disposable）
↓
わかりやすいことば 使い捨て

解 説

　新聞にも「ディスポーザブル（使い捨て）タイプのウェットタオル」などと載っています。介護のテキストでも新聞でも、（　）に「使い捨て」と補足の説明がされています。まだカタカナ語だけでは理解されないと判断された結果でしょう。それなら最初から「使い捨て」で通せば、すっきりするはずです。ただ、「使い捨て」というと、すぐ捨ててしまい、物を大切にしないという印象もないわけではありません。そのため、メーカーや売る側では「ディスポーザブル」とあえてカタカナ語にしているのかもしれません。しかし、理解があいまいで、無意識に使って捨ててしまうことになるくらいなら、むしろ、はっきり意味のわかる「使い捨て」ということばにして、心の痛みを感じながら捨てていく方が、究極的には物を大事にする行為につながるのではないでしょうか。

　なお、韓国語のdisposableの訳語は「一回用」で、「一回用手袋」「一回用かみそり」のように使われているそうです。そして、中国語では「一次性」で「一次性使用衛生用品」などと使われています。

例

[1] おむつ交換のときは、サイズの合った**ディスポーザブル**タイプの手袋をはめて行う。
　　⇨おむつ交換のときは、サイズの合った**使い捨て**タイプの手袋をはめて行う。
[2] **ディスポーザブル**容器
　　⇨**使い捨て**容器

言いかえないことば 3

ストマ

解説

　直腸や膀胱に障害があって、老廃物を排泄できなくなった場合の人工的な排泄口で、「人工肛門」「人工膀胱」などと訳すことはできます。しかし、それをつけている人の側からすれば、いちいち「人工〜」と呼ぶことは、知られたくないと思っていたことがはっきりわかってしまうことになるので、不快なことかもしれません。むしろ、はっきり知られたくない、あいまいにしておきたいという観点から、この語はあえて訳さず外来語のままにしておきます。なお、この語は医療では「ストーマ」のようですが、新聞では「ストマ」の方が圧倒的に多く使われています。ここでは、一般の目に触れることの多い語形として「ストマ」にしています。

 言いかえないことば 4

パウチ

解説

　障害のために老廃物を排泄できなくなった場合に、「ストマ」という人工的な排泄口を作りますが、そのストマにつけて、便や尿をためる袋を「パウチ」と言います。「蓄尿袋」「受尿袋」などと訳すことはできます。しかし、それをつけている人の側からすれば、いちいち「〜尿袋」と呼ぶことは不快なことかもしれません。むしろ、はっきりさせない、あいまいにしておこうという考え方から、この語は訳さないで外来語のままにしておきます。

付　録

敬語 その1 利用者をなんと呼ぶか

　介護の現場で、利用者のことをどう呼んだらいいでしょうか。「利用者」「ご利用者」「ご利用者様」「利用者様」「お客様」「〇〇様」「〇〇さん」などいろいろ考えられます。これは、以下のように使う場面を三つに分けて考えてみます。

①直接利用者に呼びかける場合
②記録に書く場合
③外部の人に話す場合

　①の直接呼びかける場合についてはすでに、医療現場の医師と患者にアンケート調査した結果があります。それによれば、多くの医師は診察時、患者を「氏名＋さん」で読んでおり、そして、患者の多くは医師に「氏名＋さん」で読んでほしいと思っているという結果が出ています。
　医師と患者の関係と、介護者と介護される人の関係はちがうと思われるかもしれません。しかし、この調査では、患者と医師が対等な関係を築きたいという意識があって、このような結果が出たと分析されています。お互いに対等な関係を築く、このことは、介護の世界にも当てはまるでしょう。介護の専門家の三好春樹は、「『様』をつければみんな喜ぶだろうという画一的な人間観そのものが問題」（『介護タブー集』講談社 2006 P57）なのだと指摘しています。まず、相手側（利用者）がどう呼ばれたいかということがいちばん重要です。「様」で呼ばれたい人には、そう呼ぶのがいいでしょう。その人その人に合わせた呼びかけが求められています。マニュアルどおりのあいさつには話し手の気持ちが感じられません。
　②の、記録に書く場合の呼び方ですが、実際の介護日誌には「〇〇様」という書き方を多く見かけます。記録は、事実を正確に書き記すことが最も大切なことです。これは相手にあてた手紙ではありませんから、相手に配慮した敬語を使うのは、適切ではないでしょう。人の名前を呼び

捨てにするのは失礼ですが、家族などが読むことを考えても、「様」は記録には不要で、「さん」で十分ではないでしょうか。

　さて、③の外部の人に説明する場合です。今は「ご利用者様」「利用者様」といった言い方が多いようですが、「きょうはお天気がよかったので、ご利用者様を近くの公園にお連れしました」と言うのは丁寧すぎます。「ご」と「様」をつけて丁寧に言おうとしているわけですが、実は丁寧に言うことは、相手と距離を置く、遠ざける表現にもなっているのです。「利用者さんを公園へお連れしました」で十分丁寧です。

敬語 その2　利用者にどのように話しかけるか

　介護の現場で、利用者にどのように話しかけたらいいでしょうか。次の二つがポイントです。

①利用者にため口をきいたり、幼児に対するような話し方をしない。
②丁寧なことばを使いすぎない。

　まず①についてです。多くの場合、介護される人は介護する人より年配の人が多いです。年をとって、これまでいろいろな経験をしてきているのですから、その人生の先輩に「マジ？」「キモクない？」「超ヤダ」などということばを使うのはマナー違反です。また、幼児にでも話しかけるように接するのも失礼です。しかし、それでは丁寧なことばを使えばいいかと言うと、それもちょっと違うのです。というのは、丁寧なことばは、相手に距離を置くことにもなるからです。人と人とのやり取りで大切なのは心が通じ合うことですから、敬語を使いすぎてよそよそしくなっては意味がありません。介護の現場で、「おねまきをかえさせてください」とか「おねまきをかえさせてもらっていいですか」といった言い方を耳にします。でも、短い時間のひとつひとつの動作に何回もこれほど丁寧に言う必要はないでしょう。してほしいこと、要求は、簡潔に言った方がいい場合も多いのです。基本的に、「すみませんが」をことばの頭につければ、「です」「ます」「てください」で十分丁寧です。「すみませんが、ねまきをかえます」「ちょっと体を横にしてください」……こんな感じです。このように言っても全然失礼ではありません。大切なのは実は言い方なのです。「おねまきをかえさせてもらっていいですか」をそっけなく言えば、「すみませんが、ねまきをかえます」よりもっと冷たく響いてしまうこともあるのです。「おはようございます」というあいさつ一つでも、その人のそのことばを聞いて元気になることもあるのです。

敬語 その3 引き継ぎのことば

　次は、ある施設の引き継ぎの内容です。

「Aさん、朝食途中より嘔吐(おうと)ありまして、食事は中止し、薬を与薬(よやく)して居室臥床(がしょう)しています。」
「Bさん、1時訪室したところ、開眼(かいがん)されてました。」
「Cさん、朝食は9時から食されています。」

　ずいぶんむずかしいことばを使うんですね。でも、むずかしいことばを使おうとしてかえって不自然な日本語になっていないでしょうか。Bさんの引き継ぎにある「開眼」は、目の見えない人が見えるようになったり、目が覚めたりすることで、実際に言いたいこととは違うようです。上の表現は、次のように言うこともできます。

「Aさん、朝食の途中から吐いて、食事は中止、薬を飲んで部屋で横になっています。」
「Bさん、1時部屋に行ったところ、目をあけていました。」
「Cさん、朝食は9時から食べています。」

　引き継ぎの際、むずかしいことばを使わないようにした方がよいというのは、耳で聞いてわかることが大切だからです。「ぜんぶ褥瘡(じょくそう)」では「前部褥瘡」なのか「全部褥瘡」なのかわかりません。「安全ベルトかいじょ」では、ベルトをつける「介助」なのか、ベルトを外す「解除」なのかわかりません。話すときには、漢字を見ることはできないのですから、「ぜんぶ」は「すべて」か「前」、「かいじょ」は「ベルトをする」か「ベルトを外す」と言いかえたら誤解しなくてすみます。
　次は、丁寧な言い方で引き継ぎをしようとしていますが、実は間違った言い方になっているものです。

「Dさん、全然痛くないとおっしゃられています。」
「Eさん、皆様とおやつ召し上がられました。」

　上の例は、「おっしゃる」「召し上がる」という敬語にさらに尊敬を表す「れる」を加えた二重の敬語です。敬語を二重にして丁寧に言っているつもりかもしれませんが、ここは、「Dさん、痛くないとおっしゃっています。」「Eさん、おやつを召し上がりました。」で十分敬意が表われています。

敬語 その4 記録のことば

　日本語には、多くの丁寧な言い方があります。ただし、これは日本語だけのことではありません。世界のことばの多くが丁寧な言い方、普通の言い方、ぞんざいな言い方を区別しています。この使い方で細かいニュアンスを言い分けることができますが、外国人に限らず日本人にとっても、日本語の敬語の使い分けはむずかしいものです。たとえば、利用者が「食べる」場合、記録としてどんな書き方が可能でしょうか。次に例をあげてみます。日本語の丁寧さは、相手を敬ったり、あるいは、話し手が謙遜したりして表すことができ、並べて比較することはむずかしいのですが、あえて並べて書いてみます。下に行くにつれて丁寧な言い方になります。

　食べさせてやる
　食べさせる
　食べる
　食べてもらう
　食べていただく
　食べられる
　お食べになる
　召し上がる
　お食べになられる
　召し上がられる
　お召しあがりになる
　召し上がっていただく

　いろいろな言い方がありますね。さて、記録にはどのレベルを使うのがいいでしょうか。敬語を使う理由として、敬語を使うことで相手に丁寧に接する気持ちが生まれるという考え方があります。確かに、「食べさ

せてやる」ということばと、相手にやさしい食事介助とは結びつきません。しかし、介護記録に書く場合は、記録として正確であることが大切なので、丁寧なことばを使う必要はないはずです。だいいち、丁寧な言い方は書くのに手間もかかりますし、いろいろな表現があって、どれを選ぶか迷います。たとえば、こんな記述が記録にありました。

　14 時　ホールの方へ自操される。
　15 時　TV を見て過ごされる。
　16 時　「夕食はまだですか」と言われる。

16 時の「言われる」は、敬語のつもりだと思いますが、介護者が入居者に言われた、と受け身にも取れます。記録としては、次の方がすっきりしていると思いませんか。

　14 時　ホールの方へ自操する。
　15 時　TV を見て過ごす。
　16 時　「夕食はまだですか」と言う。

記録としてはこれで十分です。しかし、細かく言うと、ここにも不自然な表現があります。たとえば、「ホールの方へ」ですが、なぜ「の方」が必要なのでしょうか。介護される人の行動の記録として、誰が読んでもわかる次のような書き方はどうでしょうか。

　14 時　車いすでホールへ向かう。
　15 時　TV を見て過ごす。
　16 時　「夕食はまだですか」と聞く。

記録にはできるだけ敬語を使わず、中立的な表現を使う方がいいでしょう。

省略語 その1 漢字のことば

　介護の現場では、さまざまな省略語が使われています。以下は介護記録などに出ていたものです。

例1　本日受診のため朝食**禁食**。
例2　主食、副食すべて揃っているか、**食札**にて確認。

　「禁食」は食事禁止、「食札」は本文で取り上げましたが、食事札・食事カードのことです。こうした省略語を使う理由はいろいろです。

①看護で使っているものを引き継いでいる。
②記録を書くのに、すばやく書けて便利だ。

　他にも、こうした一般には使わない語を使うことで、仲間意識、専門意識を維持する効果もありそうです。ただし、問題なのは、
・仲間うちの合いことばのようなもので、外部の者、外部から来たものにはわからない
・簡単に言おうとしているため、使われた人には不快な感じを与えることがある
ということです。
　たとえば、居室担当を意味する「きょたん（居担）」のような漢語の省略語は、漢字を使わない国から来日している外国人にとっては、とてもわかりにくいものです。耳で聞く「きょしつたんとう」と「きょたん」とは全く別の語として認識してしまいます。漢語のしくみを知る人には「居担」が居室担当の略語と知ることはむずかしくありません。しかし、介護現場に入って日の浅い外国人にとっては事情が異なります。「居室」「担当」「居室担当」「居担」の4語を覚えなければなりません。省略語の使用は、漢字の知識のある人々にとっては意味の推測が可能ですが、漢

字を使わない国の人にとっては、その習得に数倍のエネルギーが必要になるのです。また、使われる省略語が施設によって違うために、職場が変わってとまどったという話もよく耳にします。

　次に、省略することで不快感を与える語について考えてみましょう。「入禁」「食禁」という語は、200名強の介護職の人にアンケートしたところ、使わないという人が7割を超えました。「禁」という字の与えるイメージが強すぎますね。また、「認知がある」「認知が入っている」「認知が進んでいる」という表現にも、おかしい、差別的と感じるという意見がありました。「認知症がある」「認知障害がある」と言うべきだというのです。省略することによって、語の持つ意味合いが変わってしまう、きつくなってしまうようです。外部の者にとっては、「食介」（食事介助）や「体交」（→30ページ）、「配茶」（→7ページ）といったことばも自分自身に向けて使われたくない、使っているのを聞きたくない気がします。「体交」という語を使われると、物でも扱っているような気がしてこないでしょうか。

　忙しい仕事の中で、できるだけ簡単に記録したいと思うのは当然です。でも、外国人や、他の施設から来た人に当然わかると期待されては困ります。使うなら、だれにも誤解されたり、不快感を与えたりしないものにしたいです。

省略語 その2 アルファベットや記号

　記録にはアルファベットや記号を使った省略語がよく出てきます。たとえば、次のようなものです。

例1　NsからDrへ連絡。
例2　BT＝37.8°　SpO₂＝98%　P＝100
例3　排便（＋）
例4　排便－4日

　こうしたアルファベットや記号を使った省略語は、記録を書くのには便利です。大事なのは、それらが統一されているかどうかということです。施設内だけでなく、できれば業界で統一してほしいものです。
　例2の体温をあらわす「BT」は、body temperature の頭文字ですが、施設によっては、「体温」、さらには「KT」── Körper Temperatur というドイツ語の頭文字を使っているところもあります。また、便のことを Kot と書く施設がありますが、これはドイツ語で、かつて医学で使われていたことばですが、今は普通には家畜の糞を意味しています。このようなことばを使用することはやめた方がいいでしょう。英語の NS がナースの略だったり、ナースステーションの略だったりと、施設によって違うのは混乱します。例1のナースの場合、このsは頭文字ではありませんから、小文字で書くことが多いようです。例2のSpO₂は、パルスオキシメーターで測定した経皮的動脈血酸素飽和度のことです。SpO₂と『医学辞典』『看護事典』にはあり、これもO2と書かれていることがありますが、2が大きいのは間違いです。
　プラス、マイナスは、引き継ぎや記録でよく使われている便利な記号です。外国人を含めてだれにもよくわかるものですし、何より簡単に書けます。意味はいろいろに使われています。たとえば、例3のプラスは排便があったということで有無を示し、例4のマイナスは、排便がなく

なって4日になるという意味です。ほかに、「発熱＋喘鳴」のように追加をあらわすもの、「インフルエンザ（−）」のように陽性陰性の陰性をあらわすものもあります。しかし、プラス、マイナスの基本的な意味、プラスは加えること、陽性、マイナスは減ること、陰性という意味は共通していますから、意味をとるのはむずかししくありません。ただ、中には「排便（＋）多」「排便少量（＋）」「排便＋＋」など、プラスマイナスが有無と量の多少の両方に使われていることもあって、これは混乱してしまいます。便利なことばですから、使い方を統一して有効に使ってほしいです。

索 引

【あ】

アームサポート・アームレスト
　　（arm support・arm rest）……129
アウトリーチ（out reach）……109
あおむけ……023
アカウンタビリティ（accountability）……107
あげる・あがる……035
アサーション・アサーティブ
　　（assertion・assertive）……123
浅い眠り……018
足〈ももののつけ根から足先まで〉……061
足置き……129
足の裏……066
足の甲……066
アドボカシー（advocacy）……110
安眠……020
育児放棄（いくじほうき）……120
移乗・移乗介助……114
痛み……088
衣服用補助具……132
入れ歯……053
飲水（いんすい）、飲水する……002
うがい……056
齲歯（うし）……052
うつぶせ……026
腕（うで）〈肩のつけ根から指先まで〉……061
うとうと、うとうとする……016
うみ……096
エイジズム（ageism）……111
栄養補給……008
ADL（エーディーエル）……115
腋窩（えきか）……046
SPO₂……147
エビデンス（evidence）……121
嚥下（えんげ）する……059
円背（えんぱい）……029
エンパワメント（empowerment）……122
嘔気（おうき）……077
行う……036
お尻……048
汚染（おせん）、汚染する……009
遅出し（おそだし）……005
お茶出し、お茶を出す……007
おもらし……010
おりもの……098

【か】

臥位（がい）……022
開口（かいこう）、開口する……031
介護放棄（かいごほうき）……120
咳嗽（がいそう）……072
かかと……068
（病気に）かかる……103
下肢（かし）……061
臥床（がしょう）する……017
かす……057
かすり傷……084
かすれ声・かれ声……073
下腿（かたい）……063
隔靴掻痒（かっかそうよう）……087
喀血（かっけつ）、喀血する……079
悲しみのケア……118
かみ砕く……058
かゆみ・かゆいこと……087
体洗い、体を洗う……015
体の向きを変えること……030
かわりなし……037
眼瞼（がんけん）……049
観察する……034

眼脂（がんし）	091
乾性咳嗽（かんせいがいそう）	072
含嗽（がんそう）	056
患側（かんそく）	041
着がえ	032
義歯（ぎし）	053
基本情報シート	112
仰臥位（ぎょうがい）	023
共感関係	124
挙上（きょじょう）する	035
居担（きょたん）	145
禁食（きんしょく）	145
口開け、口を開ける	031
口の中	055
口のはし	051
くちびる	050
屈曲（くっきょく）、屈曲する	099
靴下（くつした）用補助具	132
首	045
グリーフケア（grief care）	118
頸部（けいぶ）	045
傾眠（けいみん）、傾眠する	016
眩暈（げんうん）	070
健側（けんそく）	041
誤飲（ごいん）	060
更衣（こうい）	032
口角（こうかく）	051
口渇（こうかつ）	076
口腔（こうくう）	055
口腔（こうこう）	055
口唇（こうしん）	050
高齢者差別	111
誤嚥（ごえん）する	060
個食（こしょく）	003
孤食（こしょく）	003
個別の食事、個別に食事する	003
個別の入浴、個別に入浴する	014
個浴（こよく）、個浴する	014

根拠（こんきょ）	121

【さ】

座位（ざい）	021
嗄声（させい）	073
擦過傷（さっかしょう）	084
残渣（ざんさ）	057
支援普及活動	109
歯茎（しけい）	054
施行（しこう・せこう）する	036
耳垢（じこう）	095
自己啓発	122
（わかり合える）自己表現	123
失禁（しっきん）、失禁する	010
自助具（じじょぐ）	132
湿性咳嗽（しっせいがいそう）	072
（トイレに）失敗する	010
歯肉（しにく）	054
社会的包摂（しゃかいてきほうせつ）・社会的包み込み	106
終末期医療（しゅうまつきいりょう）	117
終末期介護（しゅうまつきかいご）	117
終末期ケア（しゅうまつきけあ）	117
羞明（しゅうめい）	071
手掌（しゅしょう）	066
腫脹（しゅちょう）	081
手背（しゅはい）	066
上肢（じょうし）	061
踵部（しょうぶ）	068
上腕（じょうわん）	065
食札（しょくさつ）	004
食事カード	004
褥瘡（じょくそう）	082
食物残渣（しょくもつざんさ）	057
しょっちゅう	038
しわがれ声（しわがれごえ）	073
寝衣（しんい）	040
心窩部（しんかぶ）	047

人生の段階	127
振戦（しんせん）	086
伸展（しんてん）、伸展する	099
信頼関係（しんらいかんけい）	124
水分、水分をとる	002
ストマ	136
すね	063
すり傷	084
する	036
座った姿勢	021
生活不活発病（せいかつふかっぱつびょう）	089
清拭（せいしき）	042
生前意思表示	128
ゼーゼー	074
咳（せき）・咳と痰（たん）	072
説明責任	107
背中が曲がること	029
背もたれ	129
洗体（せんたい）、洗体する	015
浅眠（せんみん）	018
喘鳴（ぜんめい）	074
前腕（ぜんわん）	065
早食（そうしょく）	005
掻痒（そうよう）	087
ソーシャルインクルージョン（social inclusion）	106
側臥位（そくがい）	024
足底（そくてい）	066
足背（そくはい）	066
咀嚼（そしゃく）する	058
ソックスエイド（socks aid）	132

【た】

ターミナルケア（terminal care）	117
帯下（たいげ）	098
体交（たいこう）・体変（たいへん）	030
大腿（だいたい）	064
代弁	110
ただれ	083
立った姿勢	027
たびたび	038
食べてしまう	006
食べ物などが気管に入ってしまう	060
端座位（たんざい）	021
長座位（ちょうざい）	021
貼付（ちょうふ）する	101
（消化器から出血した）血を吐く（こと）	078
（呼吸器から）血を吐く（こと）	079
使い捨て	135
手足のふるえ	086
ディスポーザブル（disposable）	135
摘便（てきべん）	011
手の甲	066
手のひら	066
転居障害	116
臀部（でんぶ）	048
トイレに間に合わない	010
盗食（とうしょく）する	006
疼痛（とうつう）	088
特変なし	037
吐血（とけつ）、吐血する	078
床ずれ	082
床につく	017
独居（どっきょ）	033
塗布（とふ）、塗布する	100
共倒れ防止ケア	119
トランスファー（transfer）	114
ドレッシングエイド（dressing aid）	132

【な】

日常基本動作・日常生活動作	115
二の腕（にのうで）	065
入禁（にゅうきん）	013
入床（にゅうしょう）する	017
入眠（にゅうみん）、入眠する	019
入浴取りやめ・入浴中止・入浴なし	013

塗る(こと)	100	BT	147
ぬるま湯	102	微温湯(びおんとう)	102
寝返り介助	030	ひざから下	063
ネグレクト(negrect)	120	ひじかけ・ひじ置き	129
猫背(ねこぜ)	029	(腕の)ひじから上	065
寝た姿勢	022	(腕の)ひじから下	065
寝つき、寝入る・寝つく	019	鼻汁(びじゅう)	092
熱発(ねっぱつ)	069	左側臥位(ひだりそくがい)	024
粘気がある	093	左を下にして寝ること	024
ねまき	040	独り・一人暮らし	033
眠りが浅い	018	皮膚の粉、皮膚の粉が落ちる	097
寝る	017	鼻閉(びへい)	075
粘稠(ねんちゅう)	093	ヒューヒュー	074
膿(のう)	096	評価(ひょうか)する	034
能力強化	122	糜爛(びらん)	083
のどの渇き、のどが渇く	076	鼻漏(びろう)	092
伸ばし、伸ばす	099	頻回(ひんかい)	038
飲み込む	059	ひんぱん	038
【は】		フェイスシート(face sheet)	112
バーンアウト(burn out)	125	腹臥位(ふくがい)	026
徘徊(はいかい)	041	腹部膨満(ふくぶぼうまん)	085
背臥位(はいがい)	023	腹満(ふくまん)	085
配茶(はいちゃ)、配茶する	007	ふくらはぎ	063
廃用症候群(はいようしょうこうぐん)	089	ふけ	097
パウチ	136	浮腫(ふしゅ)	080
吐き気(はきけ)	077	フットサポート・フットレスト	
歯ぐき	054	(foot support・foot rest)	129
パジャマ	040	ふともも	064
バックサポート・バックレスト		ふるえ	086
(back support・back rest)	129	部屋に行く	039
発熱	069	便いじり	012
鼻づまり	075	便を指で出すこと	011
鼻水(はなみず)	092	訪室(ほうしつ)する	039
早出し	005	他の人のを食べる	006
腹の張り、腹が張る	085	補食(ほしょく)	008
貼る・貼りつける	101	補助食	008
はれ、はれる	081	ボタンエイド(button aid)	132
		ボタン用補助具	132

【ま】

- 曲げ、曲げる 099
- まぶしさ 071
- まぶた 049
- 右側臥位（みぎそくがい） 024
- 右を下にして寝ること 024
- 水を飲む 002
- みぞおち 047
- 看取りケア 117
- 耳あか 095
- むくみ、むくむ 080
- 虫歯 052
- めまい 070
- 目やに 091
- 燃え尽き 125
- 持っている力を引き出すこと 122
- 物をつかむ補助具 134
- もも 064
- もらす 010

【や】

- 休む 017
- 様子を見る 034
- よく寝る・よく眠る・よく休む 020
- 横になる 017
- 横向き・横向きに寝ること 024
- 汚れ、汚れる・汚す 009
- よだれ 094

【ら】

- ライフステージ（life stage） 127
- 落屑（らくせつ）、落屑する 097
- 楽な体位・楽な姿勢 028
- ラポール（rapport） 124
- リーチャー（reacher） 134
- 罹患（りかん） 103
- 立位（りつい） 027
- リビングウイル（living will） 128
- 流涎（りゅうぜん） 094
- 良肢位（りょうしい） 028
- 良眠（りょうみん）、良眠する 020
- リロケーションダメージ
  （relocation damage） 116
- レスパイトケア（respite care） 119
- 弄便（ろうべん） 012

【わ】

- 脇の下 046

やさしく言いかえよう　介護のことば

2015 年 12 月 10 日　第 1 刷発行

編著者	遠藤織枝、三枝令子
発行者	株式会社　三省堂　代表者　北口克彦
印刷者	三省堂印刷株式会社
発行所	株式会社　三省堂

〒 101-8371
東京都千代田区三崎町二丁目 22 番 14 号
電話　編集 (03)3230-9411　営業 (03)3230-9412
振替口座　00160-5-54300
商標登録番号　5028257
http://www.sanseido.co.jp/

落丁本・乱丁本はお取り替えいたします。
©Orie ENDO, Reiko SAEGUSA　2015
Printed in Japan
ISBN978-4-385-36580-0
〈介護のことば・176pp.〉

Ⓡ本書を無断で複写複製することは、著作権法上の例外を除き、禁じられています。本書をコピーされる場合は、事前に日本複製権センター (03-3401-2382) の許諾を受けてください。また、本書を請負業者等の第三者に依頼してスキャン等によってデジタル化することは、たとえ個人や家庭内での利用であっても一切認められておりません。